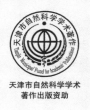

天津市自然科学学术
著作出版资助

〈写给老百姓的中医养生书系〉

中医养生
情志篇

主审　张伯礼

总主编　于春泉　王泓午

主编　于春泉　王泓午　徐一兰

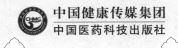

中国健康传媒集团

中国医药科技出版社

内 容 提 要

本书沿袭了本系列书籍专业人士讲科普的特色，对中医情志养生的理论、方法及临床应用进行了系统详实的介绍。全书分上、中、下三篇，上篇讲述古代、现代情志养生观及中医情志养生理论；中篇讲述情志养生方法；下篇为常见疾病的情志养生保健。本书适合中医爱好者及热爱养生者参考阅读。

图书在版编目（CIP）数据

写给老百姓的中医养生书系.中医养生情志篇 / 于春泉，王泓午，徐一兰主编 . — 北京：中国医药科技出版社，2020.7（2024.9重印）

天津市自然科学学术著作出版资助

ISBN 978-7-5214-1863-7

Ⅰ．①写… Ⅱ．①于… ②王… ③徐… Ⅲ．①养生（中医）Ⅳ．① R212

中国版本图书馆 CIP 数据核字（2020）第 091809 号

美术编辑 陈君杞

版式设计 锋尚设计

出版 中国健康传媒集团 | 中国医药科技出版社

地址 北京市海淀区文慧园北路甲 22 号

邮编 100082

电话 发行：010-62227427 邮购：010-62236938

网址 www.cmstp.com

规格 710 × 1000mm $\frac{1}{16}$

印张 13$\frac{3}{4}$

字数 229 千字

版次 2020 年 7 月第 1 版

印次 2024 年 9 月第 3 次印刷

印刷 北京印刷集团有限责任公司

经销 全国各地新华书店

书号 ISBN 978-7-5214-1863-7

定价 42.00 元

获取新书信息、投稿、为图书纠错，请扫码联系我们。

丛书编委会

❧

主　审

张伯礼

总主编

于春泉　王泓午

副总主编
（按姓氏笔画排序）

王洪武　李　琳　李先涛　范志霞　周志焕　徐一兰
高　杉　雒明池

编　委
（按姓氏笔画排序）

于春泉　马　英　王　邈　王汕珊　王泓午　王洪武
刘宏艳　李　琳　李先涛　李晓康　宋瑞雯　张大伟
张丽萍　张震之　范志霞　周志焕　单静怡　郝　彧
徐一兰　高　杉　高树明　黄海超　曾丽蓉　雒明池
滕晓东

本书编委会

王 序

健康长寿是人们追求的永恒目标，中医药学在科学养生、维护健康、防治疾病中发挥了重要作用。养生作为中医学的重要组成部分，其历史源远流长，为中华民族的健康长寿、繁衍生息做出了卓越的贡献。

2016年8月习近平总书记在全国卫生与健康大会上发表重要讲话，并提出："努力全方位、全周期保障人民健康"；"要倡导健康文明的生活方式，树立大卫生、大健康的观念，把以治病为中心转变为以人民健康为中心，建立健全健康教育体系，提升全民健康素养，推动全民健身和全民健康深度融合"。

2016年10月国务院发布《"健康中国2030"规划纲要》（简称《纲要》），指出"共建共享、全民健康"，是建设健康中国的战略主题。要以人民健康为中心，预防为主，中西医并重，针对生活行为方式、生产生活环境，推动人人参与、人人尽力、人人享有，落实预防为主，推行健康生活方式，减少疾病发生，强化早诊断、早治疗、早康复，实现全民健康。

在《纲要》中专门指出要充分发挥中医药独特优势，发展中医养生保健治未病服务，实施中医治未病健康工程，将中医药优势与健康管理结合，探索融合健康文化、健康管理、健康保险为一体的中医健康保障模式。其中就提出鼓励中医医疗机构、中医医师为中医养生保健机构提供保健咨询和调理等技术支持。开展"中医中药中国行"活动，大力传播中医药知识和易于掌握的养生保健技术方法，加强中医药非物质文化遗产的保护和继承运用，实现中医药健康养生文化创造性转化、创新性发展。

当今健康养生研究方兴未艾，诸说杂陈，良莠不齐，是非难辨。就人民大众而言，如何根据自身特点，选择适宜的养生方法，需要中医学者勤求古训，博采众长，留心医药，精研方术，对养生理论考镜源流，对养生方法辨章学术，正本清源，进行基于科学分析的优选，引导人们提高健康素养，形成自主自律、顺应自然、符合自身特点的健康生活方式，引导健康行为、健康技术的进步。

于春泉研究员、王泓午教授综百家之言，有高尚之志，领导的团队长期从事中医养生保健的理论、实践研究。从"十一五"期间就参与中医亚健康研究、中医健康标准研究，参与了国家"973计划"，形成了中医健康辨识理论体系，并整理、总结了历代中医健康养生理论。2014年出版专著《中国健康养生论通考》。在这个过程中对中医养生的方法如食疗、膏方、药浴、情志、运动等进行了深入研究，目标设定在学术传播与推广应用嘉惠医林。在此期间参与多家电台、电视台的系列中医养生讲座并发表健康养生有力度、有价值的科普类文章。

在前期工作基础上，编写团队遵照厚今薄古、继承创新的原则，编写了这套《写给老百姓的中医养生书系》丛书，《中医养生保健》《中医养生饮食篇》《中医养生膏方篇》《中医养生药浴篇》《中医养生情志篇》《中医养生运动篇》。在《中医养生保健》一书中将中医养生保健的文化源流、中医养生保健的方法临床应用进行了全面系统的讲解。在饮食、膏方、药浴、情志、运动分册中分别对食疗、膏方、药浴、情志、运动的中医定义、文化源流、特色与基本原则等进行详细论述，并广收博采、择其精要地介绍了饮食、膏方、药浴、情志、运动等在各科常见疾病的应用。

本套丛书的编写必将对提高人们的养生保健意识，掌握中医基本的养生方法，促进学科学术与健康产业的发展，造福民众做出新贡献。在书成付梓之际，读之有目识心融，牖其明而启其秘之快哉！爰不辞而为之序。

中央文史研究馆馆员
中国工程院院士
中国中医科学院名誉院长 王永炎

2018年9月

张 序

健康长寿是人类的基本诉求。中医学历来注重养生保健，源远流长，融汇了儒、释、道、医各家之主张，本身已构成中国传统文化的一部分。李约瑟博士指出：养生保健文化是中国人独有的。"天人合一""法于阴阳，和于术数"等理念和丰富多样的养生保健方法为中华民族的繁衍生息做出了卓越贡献。

没有全民健康，就没有全面小康。随着人均寿命的延长，老龄化社会的到来，人们对健康服务需求越来越旺盛，迫切需要充分发挥中医学养生保健、治未病的优势。世界卫生组织在报告中指出："医学目的应是发现和发展人的自我健康能力。"医学目的从防病治病转向维护健康，更加契合中医药的特色优势。可以说，中医学虽然古老，但其理念却不落后。中医治未病，符合先进医学发展的理念和方向，也得到了国际社会的广泛认可。

2016年召开的全国卫生与健康大会上，习近平总书记提出："要着力推动中医药振兴发展，坚持中西医并重，推动中医药和西医药相互补充、协调发展，努力实现中医药健康养生文化的创造性转化、创新性发展。"习总书记对中医药发展提出了一系列新思想、新论断和新要求，为我们"继承好、发展好、利用好"中医药伟大宝库指明了方向。

中医药强调整体把握健康状态，注重个体化，突出治未病，干预方式灵活，养生保健作用突出，是我国独具特色的健康服务资源。我常讲：中医养生学是当今世界上最积极、最普惠的预防医学基础。健康中国，人人有责，每个人都要关注自己的健康，做自己健康的第一负责人，关键是养成健康的生活方式和健康的素养。

中医养生保健理念和方法丰富多彩，但还需要加以挖掘，转化提高，推广应用，走进生活。目前养生节目和文章多之又多，但进行系统整理研究者尚少。作为曾主持和参与国家"973计划"课题专业人员，于春泉研究员、王泓午教授重视从传统养生学中汲取精华，曾撰写《中国健康养生论通考》等书，并通过媒体向大众讲授。

而今，于春泉研究员、王泓午教授领导的团队几经春秋，精心编写了《写给老百姓的中医养生书系》丛书，包括《中医养生保健》《中医养生饮食篇》《中医养生膏方篇》《中医养生药浴篇》《中医养生情志篇》《中医养生运动篇》。在《中医养生保健》总论中将中医养生保健的文化源流、中医养生保健的方法临床应用进行了全面系统的讲解。《中医养生膏方篇》突出中医膏方养生与四时、体质以及亚健康的密切关系，有助于有针对性地选择膏方进行调理，预防疾病。《中医养生药浴篇》梳理了中医药浴的历史源流，突出中医药浴养生与体质、二十四节气的密切关系，为药浴养生、调治亚健康状态提供参考。《中医养生饮食篇》突出药食同源、药补不如食补的理念，提倡吃出健康。《中医养生运动篇》突出中医养生运动的独到之处，又有机地融入其他养生运动防病的方法，指导通过运动来强身壮体、协调阴阳，达到防病、治病、保健的作用。《中医养生情志篇》在中医学心身一体的整体观指导下，对中医情志养生进行了从古至今系统详实的介绍，让中医情志养生更有理论性和实践性。本套丛书的编写将对提高人们的养生保健意识，传播中医养生基本方法，促进学术进步和健康产业的发展，造福民众发挥重要作用，兼具学术性和实用性。

书将付梓，作者邀序，欣然接受。养生保健服务健康，利国利民，乐观其成，也是为"健康中国"建设贡献的"薄礼"吧。习读之，践行之，获益之！谨望人人健康长寿！

中国工程院院士
中国中医科学院院长
天津中医药大学校长

戊戌年初夏于泊静湖畔

前　言

国家中医药管理局、科技部于 2018 年 8 月印发的《关于加强中医药健康服务科技创新的指导意见》中指出，到 2030 年，建立以预防保健、医疗、康复的全生命周期健康服务链为核心的中医药健康服务科技创新体系。要以中医药学为主体，融合西医学及其他学科的技术方法，不断完善中医药健康服务理论知识，发展中医药健康服务技术与方法，丰富中医药健康服务产品，创新中医药健康服务模式。本套丛书系统总结了中医养生保健、防病治病等理论技术与方法，包括《中医养生保健》《中医养生饮食篇》《中医养生膏方篇》《中医养生药浴篇》《中医养生情志篇》《中医养生运动篇》六册。本套丛书遵循中医生命观、健康观、疾病观和预防治疗观，将中医药特色优势与健康管理、精准医学相结合，进行中医健康状态辨识与干预，旨在充分发挥中医药在疾病防治领域的优势特色，提升中医治未病的服务能力。

近年来社会工作和生活节奏逐渐加快，人们的压力越来越大，情志致病的问题凸显，情志调整与保健逐渐成为人们重点关注的问题。研究发现，几乎所有的疾病都与社会心理因素相关，其中就包括精神因素。现代心理学认为，情感和情绪是人对客观事物态度的体验，是人的需要是否获得满足的反映，其中由生理需要是否获得满足所引起的较低级的、简单的体验称为情绪，由社会性需要是否满足所引起的高级且复杂的体验称为情感。中医学中司外揣内、取类比象的认知方法，对人心理活动的情感过程有着非常丰富的论述和独特的内容。《素问·阴阳应象大论》中记载："天有四时五行，以生长收藏，以生寒暑燥湿风。人有五脏化五气，以生喜怒悲忧恐。"在传统中医理论中，"七情"即喜、怒、忧、思、悲、恐、惊七种情志变化。七情与脏腑的功能活动有着密切的关系，七情分属五脏，以喜、怒、思、悲、恐为代表，称为"五志"。而"七情"与"五志"统称为情志，包括现代心理学的情绪、情感、激情、意志、精神、意识及心理、心境等多方面。

心身一体的整体观是中医学的重要特色之一，为了让更多读者了解中医情志养生的相关内容，本书沿袭了系列书籍中专业人士讲科普的特色，对中医情志养生进行了从古至今系统详实的介绍。全书分为上篇、中篇、下篇三个部分：其中上篇介绍中医对情志养生的认识，包括古代情志养生观、现代情志养生观、中医情志养生理论；中篇主要介绍中医情志养生的方法，包括常用的情志养生方法、香疗情志养生、四季情志养生等内容；下篇为常见疾病的情志养生保健，主要包括内科、神经科、妇科、男科、皮肤科等常见疾病的情志养生保健。

本书主要特点：

1. 系统梳理了中医情志养生的历史源流，突出中医情志养生与中国传统文化的密切关系，并指导大家通过调理情志，调治相关疾病。

2. 下篇介绍内科、妇科、皮肤科及精神与神经系统、生殖系统常见疾病的临床表现、内服方药，并突出情志养生的重点，为读者运用情志疗法调治常见疾病提供参考。

3. 本书为面向大众健康养生的专业性科普书籍，也非常适合作为中医爱好者的入门读物。

本书能够顺利出版，非常感谢石家庄以岭药业股份有限公司和河北以岭医院的大力支持！感谢天津市科协自然科学学术专著基金对本书的出版支持！

编者

2020 年 3 月

目　录

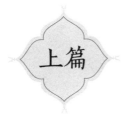　**上篇**　中医对情志养生的认识

第一章　古代情志养生观

第二章　现代情志养生观

第三章　中医情志养生理论

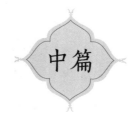 中医情志养生方法

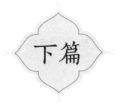

下篇　常见疾病的情志养生保健

第十章 生殖系统疾病的情志养生与保健

第十一章 皮肤科疾病的情志养生与保健

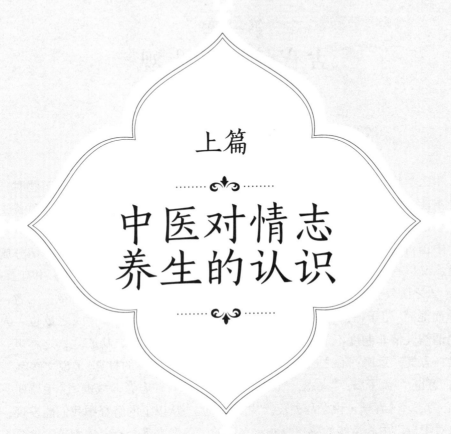

上篇

中医对情志
养生的认识

第一章
古代情志养生观

第一节　情志的定义及其内涵

中医学将人们的心理活动统称情志。情志是人在接触和认识客观事物时，人体本能的综合反应，在人的生老病死过程中具有重要价值，自古以来就备受关注。情志包括喜、怒、忧、思、悲、恐、惊七种情绪，即中医"七情"。

中国古代文献中记载，七情与脏腑活动具有十分密切的联系，七情分属五脏，又以喜、怒、思、悲、恐为代表，简称"五志"。《说文解字》中有云："情，人之阴气有欲者。"《礼记》记载："何谓人情？喜怒哀惧爱恶欲，七者，弗学而能。"荀子曰："情者，性之质也。"董仲舒曰："情者，人之欲也。人欲之谓情。情非制度不节。"志，形声。从心，战国文字，从心之，之亦声。本义：志气，意愿；心之所向，未表露出来的长远而大的打算。《说文解字》："志，意也。"孟子曰："夫志，气之帅也。"荀子曰："志者，臧也。"《毛诗序》："在心为志。"《春秋·说题辞》云："思虑为志。"从以上的解释中我们能发现，古人对于自己内心情绪的感想是非常多元的。每个人都会有七情六欲，这是人的一种正常生理现象，是一种对体内和外界刺激正常的保护反应。但若暴露在突发的、强烈的，或长时间的刺激下，超出了正常生理可接纳的范围，机体不能适应时，就会出现脏腑气血功能失调，最终导致疾病的发生。这时的七情就转变为病理因素而导致内伤疾病，中医称为"七情内伤"。

人体情志活动的基础和来源是水谷精微生成的气血，气血来源于脾胃对饮食水谷运化和吸收。中医学认为："脾胃为后天之本，气血生化之源。"而脏腑能够维持正常的生理功能，必须依靠气来促进和滋养血液。《素问·阴阳应象大论》中有云，"心在志为喜""肝在志为怒""脾在志为思""肺在志为忧""肾在志为恐"。情志的变化对脏腑具有不同的影响，脏腑气血的变化也会影响情志。由此可见，气血是脏腑生理功能的必要物质基础，而情志活动是脏腑生理功能的外在表现。因此，情志活动与脏腑、气血密切相关，情绪出现剧烈变化，或长期处于消极情绪与紧张状态，就会损害人的健康，甚至引发疾病。

在正常的生理条件下，人体处于一个阴阳平衡的状态，各项生理功能能够正常运行。情绪波动异常会导致阴阳失调，从而影响人体正常的气血流动。《素问·举痛论》中提到："百病生于气也。怒则气上，喜则气缓，悲则气消，恐则气下，惊则气乱，思则气结。"情志太过就会损伤五脏，怒伤肝，喜伤心，思伤脾，悲忧伤肺，恐惊伤肾。

喜为心志，指心的生理功能与喜志密切相关。心主血脉，当人喜悦时气血运行加快，面色红润，抵抗力增加。心主神明，其华在面，喜悦时会神采飞扬，面带微笑，喜形于色；心开窍于舌，快乐时能滔滔不绝，语言流畅优美；由于心与小肠相表里，所以人们在高兴时胃口也会大开，食欲良好。《灵枢·本神》云："喜乐者，神惮散而不藏。"过度喜悦的异常情志可损伤心血，导致心神失养，就会出现心悸、不寐、健忘、自汗出、头晕、憋气、胸闷胸痛，甚至神志异常、喜笑或常哭、多疑敏感、偏执警觉等症状，还会导致一些精神和心血管方面的疾病，严重的会危及生命。如大喜时造成的中风或猝死，西医称为"卒中"，中医称之为"喜中"。

怒为肝志，指肝的生理功能与怒志密切相关。怒是个体意志和活动受挫或某些目的不能实现时出现的一种情志活动，主要由紧张的情绪构成。怒既有积极的一面，又有消极的一面。《灵枢·邪气脏腑病形》云："若有所大怒，气上而不下，积于胁下，则伤肝。"暴怒和过怒易损伤肝气，表现为肝失疏泄、肝气郁结、肝血阻络、肝阳上亢等，可出现胸胁胀痛、烦躁不安、头晕目眩、面红目赤，甚至会出现无精打采、善太息、嗳气、呃逆等症状。人发怒时会引起口干、心跳加速、呼吸急促、胃肠痉挛、血压升高等交感神经兴奋症状。如果此情况持续一段时间，人们就会患上高血压等疾病，或诱发中风、心肌梗死等，严重者危及性命。

忧（悲）为肺志，指肺的生理活动与悲忧密切相关。肺开窍于鼻，主气司呼吸，当人们忧悲时，会哭泣，会流涕，哭泣太过会导致声音嘶哑。当人过于伤心难过时，肺气抑郁，气阴耗散，使肺气虚耗，可出现气喘、咳嗽等症状。中医认为肺主皮毛，所以悲伤会损伤肺，还可表现为精神因素引起的皮肤病。悲伤、忧郁可发展为荨麻疹、斑秃、牛皮癣等疾病。

恐（惊）为肾志，指肾的生理功能与恐惧、害怕的情志活动密切相关。惊恐是人对外界突发刺激的应急反应。《灵枢·本神》云："恐惧而不解则伤精，精伤则骨酸痿厥，精时自下。"《素问·举痛论》云："惊则心无所倚，神无所归，虑无所定，故气乱矣。"肾主前后二阴与二便，人在遭受剧烈恐慌时，可能会出现大小便失禁的情况。人在受到惊吓或刺激后，还会突然晕倒、昏迷，与肾藏精、主脑生髓有关。正常情况下，轻度的恐慌对人体有一定的好处，可以引起警觉，避免对身体造成伤害。中医学提出惊恐伤肾，过度恐慌会损耗肾气，导致肾气下陷，出现大小便失禁、遗精滑精，甚至导致死亡。

思为脾志，指脾的生理功能与思虑密切相关。《灵枢·本神》云："脾，愁忧而不解则伤意，意伤则悗乱，四肢不举。"人们在思考或焦虑时，会出现饮食无味、食欲不振；有些女性会因为工作过于紧张、精神高度集中而导致月经量少、经期紊乱等，这与脾主统血的生理功能有关。过度思虑，则会耗伤气血，影响脾胃的运化功能。脾损伤多表现为精力不足、头晕、心悸、贫血等气血不足的症状。有的还可出现呃逆、恶心、呕吐、腹胀、腹泻等消化道的系列症状。

精神状态的稳定与否对人体的阴阳、气血、脏腑有着非常重要的影响，同样，当人的阴阳、气血、脏腑出现问题时，人的精神状态也会受到影响。人们常说抑郁是疾病的原因，而抑郁也可由疾病引起。补益身体有利于健康长寿，在补益的过程中调养情志同样重要。我们应逐步重视情志养生，通过各种有效的方法来调节人的精神状态以更好地预防和治疗疾病。

第二节 《黄帝内经》的情志养生观

《黄帝内经》是中华传统医学理论集大成之作，是中国现存最早的医学典籍，是四大经典之一，用大量篇幅论述了博大精深的情志养生理论，为现代情志养生学的发展奠定了基础。情志养生是指通过维持稳定、平和的情绪，保持良好的身心状态，从而取得预防和治疗疾病的效果。适度的情志变化有利于脏腑的功能活动，而异常的情志变化可使人体气机失调，气血紊乱，甚至导致脏腑功能失调而发生疾病。《黄帝内经》中的情志调节主要体现在"恬淡虚无""精神内守""清心寡欲""恬愉为务""精神不散""顺应自然""节制情欲""养神"等方面。

一、情志致病机制

七情正常活动变化属于人体的需要，《素问·气交变大论》言："有喜有怒，有忧有丧，有泽有燥，此象之常也。"脏腑的正常运行有赖于情志的正常变化，同时正常的情志变化对疾病的防治和人体的身心健康都是有益处的。情志的过度变化则容易导致阴阳失调，气血紊乱，如大喜、大悲、大怒等突然引发的情志改变以及长期的情志内伤。《素问·阴阳应象大论》曰："暴怒伤阴，暴喜伤阳，厥气上行，满脉去形。喜怒不节，寒暑过度，生乃不固。"情志致病虽然和多种因素都有关系，可是总体不外乎内外二因。第一，人体本身情志变化。如《素问·调经论》曰："血有余则怒，不足则恐"，《灵枢·本神》曰："肝气虚则恐，实则怒。"恐和怒都是由于过度的生理变化而导致的情志方面的改变。《素问·宣明五气》曰："五精所并，精气并于心则喜，并于肺则悲，并于肝则忧，并于脾则畏，并于肾则恐……"脏腑功能的失调也会引起情志的变化。第二，生活环境对情志活动的影响。《灵枢·岁露论》曰："人与天地相参也，与日月相应也。"指的是人生活在天地之间，时空之内，所有形神功能活动都会受到自然环境和社会环境的影响，如季节交替、昼夜变化等等，都会影响身心健康。只有做到"人与天地相参，与日月相应"才有利于身心健康，适之则有利于养生，逆之则有害健康。

二、情志养生应用

（一）恬淡虚无，精神内守

《素问·上古天真论》曰："夫上古圣人之教下也，皆谓之虚邪贼风，避之有时，恬淡虚无，真气从之，精神内守，病安从来。是以志闲而少欲，心安而不惧，形劳而不倦，气从以顺，各从其欲，皆得所愿。"恬淡，安静之义；虚无，心无杂念。恬淡虚无，即思想安闲清净、没有忧思杂念。精神内守，指日常生活中精神守持于内而不外耗。这两句话是说保持思想安闲清净、排除不良情绪，淡去名利、声色等种种欲望，烦恼自然也就少了。同时要对自己的意识思维活动及心理状态进行自我修炼、自我调节、自我控制，使之与机体、环境保持协调平衡而不紊乱的能力，精神内守于内，人便不会生病。《素问·阴阳应象大论》指出："是以圣人为无为之事，乐恬憺之能，从欲快志于虚无之守，故寿命无穷，与天地终，此圣人之治身也。"意思是圣人所做的是隐去私利的事，专注自在无为的养生，乐于保持止静定安的神态，随欲而畅志于虚无的内守，所以使寿命得以长久，能够达到天地的所赋。以此治身之道故而寿命无穷，可以尽享天年。

（二）清心寡欲

《素问·上古天真论》曰："故美其食，任其服，乐其俗，高下不相慕，其民故曰朴。是以嗜欲不能劳其目，淫邪不能惑其心，愚智贤不肖，不惧于物，故合于道。所以能年皆度百岁而动作不衰者，以其德全不危也。"意思是在充满世俗的世界中要以自己所享受的食物为美味，以自己所拥有的衣服舒适为度，很乐意去感受民俗间的各种文化，认清现实，接纳自己在社会中的位置，不攀比，不嫉妒，避免不良的情绪刺激，不要过多追求物质享受，做到清心寡欲，以积极乐观的心态适应社会生活环境，这样才能主动融入，维持和谐融洽的人际关系，保持精神朴素的状态，保持知足的心态，使情志顺畅，身体健康。

（三）恬愉为务，精神不散

《素问·上古天真论》言："其次有圣人者，处天地之和，从八风之理，适嗜欲于世俗之间，无恚嗔之心，行不欲离于世，被服章，举不欲观于俗，外不劳形于事，内无思想之患，以恬愉为务，以自得为功，形体不敝，精神不散，亦可以百数。"意思是在圣人的生活中，他们完全顺应自然的节奏，达到与天地融洽相处的境界，以恰好的心态在世俗中生活，没有嗔怨之心，不过分追逐欲望，在外不使形劳于事，在内没有思想忧患，以静安愉悦为务，以自定虑得为专功，形与体不疲惫衰败，精与神不散乱耗竭，也可寿至天赋之年。保持心境平和，心情恬愉自得。正确的养神方法是即使身处世俗的生活却依然保持自然平和、淡而无为的状态。

（四）顺应自然

《素问·生气通天论》曰："苍天之气，清静则志意治，顺之则阳气固，虽有贼邪，弗能害也，此因时之序。故圣人传精神，服天气而通神明。失之则内闭九窍，外壅肌肉，卫气解散，此谓自伤，气之削也。"王冰说："春为苍天，发生之主也。"春季就是苍天，天地间万物从冬季的闭藏状态，转而成为生发状态，所以到了春季，万物从萌动开始，然后又进入了生发阶段，所以说春季是生发之主，苍天之气是清净的，如果天气清净，那么人的志和意也会得以理顺，这是因为天气和人是相通的。顺应清净之气，那么人的阳气就会外固，即使有虚邪贼风也不能危害人体，这是人们按照春夏秋冬四时顺序生活的结果。所以圣人能够顺应四时而通达阴阳变化之理。如果人不能顺应四时变化的原则，九窍就会内闭，外面的肌肉就会壅塞，阳气就不能充养肌肤，卫气就会涣散不固，称之为自伤，气也会受到削弱。说明人的精神意志要与自然实时变化相适应，万物都有其内在的发生、发展及变化规律，这是外力不可能改变的，只有遵循自然界的发展变化，人才能身体健康、情志顺畅，否则会损伤情志及身体。

（五）节制情欲

世俗生活中，人难免会有七情六欲如喜、怒、忧、思、悲、恐、惊，这是人体正常的生理及心理活动，但要把握适度原则，一旦超出了这个度，就会对人体产生伤害。《灵枢·口问》中指出："悲哀忧愁则心动，心动则五脏六腑皆摇。"《素问·疏五过论》又谓："暴乐暴苦，始乐后苦，皆伤精气。"是指心是五脏六腑的主宰，悲伤、哀怨、愁苦、忧伤等不良情绪会牵动心神，心神不安就会使五脏六腑都受影响，会使人体的免疫力和抵抗力明显降低，使气血、经络和脏腑功能受到严重的影响，从而产生一系列的病理反应。五志过极会损伤人体精气，日久累及五脏六腑，所以要保持心情愉快、情志条达，不要大怒大喜，耗伤心神。

（六）养神

《黄帝内经》将养生分为养神和养形两个方面。首先是养神，养神是养生中的核心内容之一，意为情志养生。神分为广义之神和狭义之神：广义之神指的是整个人体生命活动的外在表现；狭义之神，则专指人的意识、思维、情感等精神活动。神不能离开人体而独立存在，有形才能有神，形健则神旺，形衰则神惫。《素问·宝命全形论》言："一曰治神，二曰知养身……"这里把治神放在首要位置，养生的第一要义是调治自己的心神，第二是护养自己的身形……明确表明了治神的关键性。《素问·移精变气论》言："得神者昌，失神者亡。"说明了神对人体生命活动的重要意义，通过望神可以知虚实、测预后、决生死，神的存在标志着人体的昌盛，神消失人就会死亡，可见神与人体的生死盛衰有着十分密切的关系。《素问·上古天真论》进一步指出养生就是要"呼吸精气，独立守神……积精全神。"《素问·刺法论》言："道贵常存，补神固根，精气不散，神守不分……人神不守，非达至真。"告诉人们养生的时候必须要爱惜精神，不要过度耗神，否则就会引起早衰。《素问·上古天真论》言："不时御神，务快其心，逆于生乐，起居无节，故半百而衰也。"意思是说（现在的人往往）过分或不正当使用脑力，图一时之快而违反养生之乐趣，起居没有规律，所以年过五十人就衰老了。人们衰老的主要因素就是不能够好好地保养自己的精神，往往因为一时的享乐放纵自己。

《黄帝内经》中具有体系完善的情志养生理论，其中"恬淡虚无""精神内守"等观念对情志养生理论的发展具有一定的指导意义，为现代社会制定相应的养生指导方针，发挥中医特色优势指明了方向。

第三节　道家思想的情志养生观

道家早在春秋时期形成了具有"中华文化基石"之称的哲学思想，在中华文化和科学史上不仅历史悠久而且影响深远，是先秦时期诸子百家中极具影响力的一家。道家创始人为春秋末期伟大的哲学家和思想家老子，主张"无为而治"，强调"天道自然无为、人道顺应天道"，其学说内容主要见《道德经》，它不仅极大地推动了中国传统道德文化的形成和发展，而且其学术思想也促进了中国传统医学的发展，如中医基础理论便源于道家的气一元论、阴阳等。道家思想上主张清静无为，反对斗争；提倡道法自然，无所不容，无为而治，与自然和谐相处。这种思想影响了中医对疾病与情志之间关系的深刻认识，形成了内容丰富、广博高深的中医养生文化。在现今竞争激烈的生活中，源于道家思想的现代养生理论显得更为重要，值得我们去研究和学习。

一、俭啬之道，深根固柢

《老子》在第五十九章中写到"治人事天，莫若啬。夫唯啬，是谓早服……是谓深根固柢，长生久视之道。"这段原文蕴含了深厚的养生学理论，尤其最后一句发人深省的警句"深根固柢，长生久视之道"。老子认为要想达到长生久视的境界，必须要履行"啬"这个字。这些认识与《素问·上古天真论》所论述的"精神内守，病安从来"的养生思想不谋而合。《素问》中这句的意思是将精气和神气留在体内，人体正气充足，不外泄，致病因素就不能够侵袭到人体内部，从而不会罹患各种疾病，这也是中医倡导的"正气存内，邪不可干"的养生思想。

"长生久视"并不是道教所说的"长生不死",这也是道家与道教不同之处,道教也源于道家,但也不同于道家,道教是强调在认识世界、自然规律之上,来修炼自己,而道家强调无为而为,顺其自然,故道家的"活得长久"是能看清一切的意思。精气神三者保持充盛,才能固其本源,得其根本,其精神清灵,能看到真实,看到本质。而实现这目标,离不开自然无为、虚静守一的养生原则。这些观点在春秋战国时期就已经显现出来,如韩非子的"啬神""少欲"与管子的"节欲存精"说等,都与老子的养生思想一脉相承。而在中医学方面,"长生久视"是一种美好的健康观,所以历代医家也主张精气神应守持于内而不耗伤,保存正气达到这种健康状态。

二、少私寡欲,知足知止

《道德经》提出"少私寡欲",是减少私人欲望之意,强调清心寡欲保养精神以获长寿。这种思想受到了历代养生家的重视,养生学中的"养精神"和"调情志"等都源于此。《黄帝内经》也深受影响,其中的情志养生方面就是直接受到了道家"养神"思想的影响。老子认为一个人只有现其本真,保持单纯质朴的内心,减少私欲,弃绝智辩、伪诈、巧利,才能得到安宁,这既是治国的方法,同时也是养性之本。又如《道德经》第四十四章说:"甚爱必大费,多藏必厚亡。故知足不辱,知止不殆,可以长久",他认为比起钱财和名利这些身外之物,生命才是最珍贵的,如果过分爱名就必定要付出重大耗费,过多藏货必定招致惨重代价,知道满足就不会受到屈辱,知道适可而止就不会有危险,老子唤醒世人不要为名利而奋不顾身。这种爱身和贵身的思想对养生有着十分重要意义,一直被后世养生家所认可。如唐代大医孙思邈在《千金翼方》中写道:"名利败身,圣人所以去之。"

《道德经》第三十七章说"道常无为,而无不为……不欲以静,天下将自正",指如果内心没有太多欲望,保持清静、真朴、不贪欲,顺其自然,这样会获得安逸宁静。如果一个人的私欲太多,会受到外环境的诱惑,内心就难以保持清静,因此道家强调人应该少私寡欲,顺其自然,内心才会获得宁静,天下也会平安无事。又如十二章,"五色令人目盲,五音令人耳聋,五味令人口爽……是以圣人为腹不为,故去彼取此",老子认为寻求官能的刺激,流逸奔竞,淫逸放荡,会使心灵激扰不安。当人们过度执着于物质世界的享受时,就会忽视了精神方面的需求,同时也与中医"形神共养"的养生原则相违背。人只有顺应天道,抛弃这些不该有的欲望,才会达到无不为的境界。老子认为，正常的社会生活应该是为"腹"（代表一种平静质朴的生活方式），不应为"目"（代表一种过多欲望的生活方式），他希望人们建立内心质朴恬静的生活方式，抛弃外界物质的引诱，确保内心的满足平静，保持本真自然的固有天性。

三、静以养生，自然无为

《道德经》第十六章"至虚极，守静笃"；第二十六章"重为轻根，静为躁君。是以君子终日行不离辎重，虽有荣观，燕处超然"。老子强调"至虚"和"守静"以恢复心灵的清明，人处世应沉着冷静、脚踏实地，不要轻举妄动轻率躁动。要学会知足，不因名利所动。自古强调养生应和养德融为一体，"养生先养德"。《中庸》也指出"大德必得其寿"。所以只有做到淡泊名利、无为自然，才能心境恬淡，心静则气血和合，而气血调和，就不会患病。

老子清静无为的思想，对后世关于养生的认识与指导影响深远，其观点见于各种养生著作中，如《养性延命录》中"静者寿，躁者夭"，《养生四要》中"正养此心，使之常清常静，常为性情之主"，《老老恒言·燕居》中"养静为摄生要务"，《贞观政要》"乐不可极，欲不可纵"等均继承和弘扬了他的养生思想。道家提倡的无为人生观，并不是在现实生活中让人无所事事，而是为了更好地有所作为，这个无为是顺应道的规则，达到无不为的效果，不违反道就能更好地实现自己的理想与目标。《道德经》第六十三章"为无为，事无事，味无味。大小多少，报怨以德"，提出立身处事应以客观情况而为之，不宜主观强制地妄为，要懂得以德报怨。强调道家无为、谦和和恬淡的处事原则，用宽容和豁达的心态去看待事物，不计较得失和不在意毁誉，能够宽厚对待，以德来化解怨恨。

四、谦下不争，曲则保全

《道德经》第八章："上善若水，水善利万物而不争，处众人之恶，故几于道……夫唯不争，故无尤。"老子借用无形无体的水比喻人的内心也应达到同样的境界。品德高尚的人就像自然界的水一样呵护大家，最善良的人待人真诚、友爱和无私。在现实社会中，如果对名利过度追求，就违反了养性之道。孙思邈在《千金方》中指出"人之寿夭在于撙节"，如果不懂得克制和节约，会过多、过早地耗伤精、气、神。私心和贪欲重之人往往心胸狭隘，常争名于朝、争利于市，从而导致心神陷入无休止的混乱之中，有害身心，使人容易罹患疾病甚或早衰。

《道德经》第二十二章："曲则全，枉则直，洼则盈，敝则新，少则得，多则惑……夫惟不争，故天下莫能与之争。古之所谓曲则全者，岂虚言哉？诚全而归之。"老子以其丰富的生活经验所透出的智慧，参照现实世界中种种事物的活动，讲述了事物正反转变中所蕴含的辩证法思想。事物常在对立关系中产生，必须对于事物两面都加以彻查，必须从正面透视负面的意义，对于负面的把握更能显示正面的内涵。正负面不是截然不同，而是依存关系，所以在曲中存在全的道理，在枉中存在直的道理等等。只有了解这些真相，才能避免追逐事物的表象，或急于彰扬显溢。遵守这一原则，不仅养心宁神，更能获得身体上的健康。这与其"上善若水"（《道德经·第八章》）的论述是相得益彰的。

老子劝诫大家要开阔自己的胸襟，把握事物的发生发展规律，其中蕴含了顺道而生能"得全、得久、得满"的哲学思想，这对养生有着积极影响，成为后世众多养生思想的哲学泉源。快节奏的工作和生活常常让人倍感压力而耗伤精、气、神。因此在治学和处世中，我们要学习老子的哲学思想，善于把目光放长远、开阔胸襟，凡事淡然处之，使个人的德行修为不断加深，思想上恬淡宁静，使精气神内守而不涣散，形神合一，气血调和，自然而然就益寿延年。《道德经》第三十七章说"道常无为而无不为"，意思是不妄作为，才能无所不为，以其"不争""无为"而达到"天下莫能与之争"的境界。《寿世保元》中有"谦和辞让……物来顺应，事过心宁，可以延年"的描述，以及俗话"忍得一时之气，免得百日之忧"，都与老子的静神思想是不谋而合的。

第四节 儒家思想的情志养生观

儒家思想是起源于中国并影响及流传至东亚地区国家的文化主流思想、哲理与宗教体系。儒家以仁、恕、诚、孝为核心价值，着重君子的品德修养，强调仁与礼相辅相成，重视五伦与家族伦理，提倡教化和仁政，轻徭薄赋，抨击暴政，力图重建礼乐秩序，移风易俗，保国安民，富于入世理想与人文主义精神。其思想还包含博大精深的养生内容和丰富多彩的养生智慧，衣、食、住、行、言、思、神、趣无所不及，其核心内容是"修心养性，怡情培气"，对中医情志养生学的发展具有一定的指导意义。

《孝经·圣治章》言："天地之性人为贵。"人的生命是非常珍贵的，保养生命异常重要，所谓"人命关天"。生命包括身与心两方面。养身和养心都是十分重要的。养身的目的是为了追求身体强健，延年益寿，包括"养备"（一切生活资料）和"动时"（经常活动的方式）两个方面。《荀子·天论》言："养备而动时，则天不能病……养略而动罕，则天不能使之全。"养是指一切生活资料，包括衣食住行等所有资料，如粮食、衣服、房屋、车辆等。备，齐备。生活资料齐备，是养身非常的重要内容，也是最基本的内容。动，指运动。时，指适时和时长。适时锻炼运动，就不会生病，这是最为重要的养生内容。没有活动，或者活动太少，身体就会失去活力，是养身之大忌。养心神，培正气，为儒家基本的养生方法，主要可分为四个方面。

一、乐学识道

儒家认为情志养生最好的方法就是乐学和识道，学是学习和钻研，道是事物的发展规律。只要勤于学习、努力钻研，就能发现世界以及它的运行规律，这个过程本身就让人愉悦和安详，进而懂得怎样保养自己，有益于益寿延年。《易经》指出："君子学以聚之，问以辨之。"通过学习来累积知识，通过询问来明辨是非。《论语》中有："我非生而知之者，好古，敏以求之者也。""学而时习之，不亦说乎？""君子学以致其道。""君子博学于文，约之以礼，亦可以弗畔矣夫！"《孟子》也有："学问之道无他，求其放心而已矣"，"求则得之，舍则失之，是求有益于得也，求在我者也。"《荀子》言："君子博学而日参省乎己，则知明而行无过矣。"推崇儒家的后人们，很多都是高寿老人，正是因为学习掌握了这些方法，塑造了高尚优良的人格，最终达到健康长寿。宋代哲学家程颐说："今观儒者自有一般气象……不成生来如此？只是习也"（《二程遗书·伊川先生语四》），意思是儒家先圣们所具有的优良的道德品格并不是天生的，而是后天长期学习、积累和修炼的结果。只有做到乐学识道，才能懂得保养生命有多么重要，做到明理、识物，使自己的心境平和，以达到情志养生的目的。

二、笃志寡欲

《荀子》云："笃志而体，君子也。"《论语·子张》有："博学而笃志，切问而近思，仁在其中矣。"意思是博览群书广泛学习，而且能笃定自己的志向；多询问并考虑当前的问题，从中养成高尚的道德品质。孔子说："三军可夺帅，匹夫不可夺志。""苟志于仁矣，无恶也。"人的一生，从小就应有深远的抱负，胸怀大志，有追求有作为，积极进取，发奋图强，全力以赴。

《孟子·尽心下》言："养心莫善于寡欲，其为人也寡欲，虽有不存焉者，寡矣；其为人也多欲，虽有存焉者，寡矣。"人生下来就会有各种各样的欲望，这是人的本性，但要学会克制自己，只有减少贪婪才会留有自己的本心，自得其乐；若不能克制自己的欲望，过度贪婪，又或大怒大喜大悲无节制，就会丧失仁义礼智信等思想道德，增加患病风险，减少寿命，所以指出养心神培正气，一定要克服对名誉、财富和利益的欲望和追求。《荀子》言："欲虽不可尽，可以近尽也；欲虽不可去，求可节也。""人之情，欲寡，而皆以己之情，为欲多，是过也。""孰知夫出死要节之所以养生也。"《吕氏春秋·情欲》中说："圣人修节以止欲。"《黄帝内经》中指出："喜怒不节则伤脏，脏伤则病起。"欲望虽然是天生的，不能全部去除，但可以克制，克制欲望是为了更好地满足美好的愿望，预防疾病，养成优良的情操、健康的品格。孔子说："枨也欲，焉得刚？"又提出"三戒"说："君子有三戒：少之时，血气未定，戒之在色；及其壮也，血气方刚，戒之在斗；及其老也，血气既衰，戒之在得。"强调"色、斗、得"是不同年纪的人的节欲关键所在。宋代朱熹在《四书章句集注》说："欲，如口鼻耳目四支之欲，虽人之所不能无，然多而不节，未有不失其本心者。学者所当深戒也。"告诉我们，人要养心，最好的办法是寡欲。寡欲才能将所知的"道"在行动中体现，如果欲望强烈，即使知"道"，也控制不住欲望，而使自己陷入贪欲的深渊。

三、定静安虑

若要达到情志养生的目的，还应该做到定、静、安、虑的协调发展。《大学》中说："大学之道：在明明德，在亲民，在止于至善。知止而后有定，定而后能静，静而后能安，安而后能虑，虑而后能得。"弘扬光明正大的品德，学习治国修身的道理，让百姓人气敦睦、明理向善，使人达到完美的境界。只有明确应该要达到的境界才能够意志坚定，意志坚定才能够镇静不躁，镇静不躁才能够心安理得，心安理得才能够思虑周详，思虑周详才能够有所收获。因此，把定、静、安、虑有机结合起来，便成为一种养生方法。孔子云："人无远虑，必有近忧"（《论语·卫灵公》）。意思是人如果没有长远的谋划，看不到长期的隐患，就会有即将到来的灾难。人之所以有今日之忧，是因为之前没有长远的考虑。有忧患，便会内心不安，思维混乱，导致无法坚定信念，志向不定，最终无法达到完美的道德境界，这必然对人的健康长寿有影响。所以儒家情志养生的一大原则是"定静安虑"。

四、行义诚敬

义，具有公正公平、合乎正义、讲道义、有爱心的意思；行义，意思是践行公义。只有多行善事，才能有高尚的人格，可使人心情愉悦，有益健康。汉代董仲舒认为，人天生就有好义与欲利两种心理，"天之生人也，使人生义与利，利以养其体，义以养其心；心不得义不能乐，体不得利不能安。义者，心之养也；利者，体之养也。体莫贵于心，故养莫重于义"。义能够调养心性，利能够保养身体，身相较于心来讲，心更为重要，因此要更加注重行义养心。《吕氏春秋》中说："义也者，万事之纪也……治乱安危过胜之所在也。"《论语》中子路说："君子以义为上。君子有勇而无义为乱，小人有勇而无义为盗。"通常情况下，人对精神方面的需求比物质方面的需求更迫切，因此又有"贱而好德者尊，贫而有义者荣""多行不义，必自毙"的说法。即使出身低下，但只要培养好德行就会得到别人的尊敬，即使出身贫穷，只要仗义德行就能达到富贵。培养和拥有这些内心纯洁、真诚守信等品格，忧愁思虑就会自动消散，外表容貌、言谈举止也会自动规范，绽放光彩。《中庸》里指出："唯天下至诚，为能尽其性。"《易经》指出："君子进德修业，忠信，所以进德也，修辞立其诚，所以居业也。"《荀子》中也说："君子养心，莫善于诚，致诚则无它事矣。"怎样做到"诚敬"呢？《中庸》有文曰："诚之者，择善而固执之者也。"即养心要求品格真诚，而真诚就要坚守善道。因此，朱熹创立了"主敬涵养"之说，把"诚""敬"作为人的一种内在修养，他认为养生要从根本做起，修养不仅要与自然结合，还要与实际状况联系起来。敬乐结合是其最理想的境界。内心理想美好，自然而然就会身心健康，使寿命得以延长。

儒家养生学说的学术思想广博高深，并且有着丰富的养生智慧，孔子说："道不远人。人之为道而远人，不可以为道"，意思是中庸之道就在人群之中，莫要脱离人群寻求中庸，假使有人远离人群去追求中庸，那就不可以称之为道了。当今人们学习养生，应当借鉴前人的经验。

第五节 其他古代名家的情志养生观

中国是一个文化源远流长、博大精深的国家，养生思想不仅体现在历朝历代医家及其著作中，而且历朝历代的文人墨客对养生也颇有心得。

一、陶渊明倡导回归自然

魏晋时期，社会动荡，生灵涂炭，人们的思想极度混乱恐慌又极度渴望自由，文人更为重视生命，这种重视既有对生命消失的惊恐，也有对延长生命的呼唤，因此魏晋文人越发关注生命，重视调节情志。魏晋文人传承了调神养生的思想，代表人物首推陶渊明，又名陶潜，是东晋著名的诗人、辞赋家和散文家，同时也是中国第一位田园诗人，被称为"古今隐逸诗人之宗"。他热爱生活，与自然达到了和谐统一的人生境界。晋代义熙元年（405年）八月，陶渊明最后一次出仕，任彭泽县令仅八十多天的陶渊明因不愿向浔阳郡派遣督邮刘云行贿，便毅然辞官，收拾行装回乡，从此过起隐居生活，他感叹道："我岂能为五斗米向乡里小儿折腰"（《晋书·陶潜传》）。从此在南山过起了长达二十多年的隐逸生活。归隐后他的诗文辞赋以描绘自然景色及其生活场景为主，他厌恶曲意逢迎的官场及世俗生活，洁身自好，乐安天命，将魏晋文人怡情山水升华到极高境地，将诗歌、哲学及个人生命融为一体。他写道："少无适俗韵，性本爱丘山。误落尘网中，一去三十年……久在樊笼里，复得返自然"（《归园田居》一）。从"采菊东篱下，悠然见南山。山气日夕佳，飞鸟相与还"（《饮酒》五）中的人与自然和谐相处、心物交融，到"晨兴理荒秽，带月荷锄归。道狭草木长，夕露沾我衣"（《归园田居》三）的至情至美、浑然一体。

二、白居易倡导无欲无求

白居易是唐代著名诗人，先天体质柔弱，被多种病邪缠身，家境潦倒，仕途坎坷，但却是一位75岁的高寿诗人。白居易在《赠杓直》言"已年四十四，又为五品官"，在《重题》其一言"喜入山林初息影，厌趋朝市久劳生""无官一身轻"，在《重题》其三言"心泰身宁是归处，故乡何独在长安？"他对官职始终抱着一种知足的态度，不争名夺利，没有过多的欲望。他对富贵的理解是"心足即为富，身闲乃当贵"。《秋居书怀》言"况无治道术，坐受官家禄。"随着官职的升高，他拿的俸禄也越来越多，自我调侃"朝廷雇我作闲人"，可见对金钱没有过多的要求。白居易在《夏日闲放》中言"朝景枕簟清，乘凉一觉睡……夏服亦无多，蕉纱三五事……若比箪瓢人，吾今太富贵"。意为若是跟"箪瓢人"比起来，我现在太富贵啦。白居易对富贵的要求很低，"随富随贫且欢乐"。《永崇里观居》言："幸免冻与馁，此外复何求"，《新制绫袄成感而有咏》言："百姓多寒无可救，一身独暖亦何情！"当自己身处安逸的环境时，会情不自禁联想到老百姓，感慨他们生活艰辛。"所以达人心，外物不能累"，"死生无可无不可，达哉达哉白乐天"（《达哉乐天行》），一个连生死都能达观面对的人，对待现实的一切，怎能不平常心待之？他曾说"身作医王心是药，不劳和扁到门前"（《病中五绝》其四），可见他已经认识到自己的内心才是治疗自身疾病的最终解铃者。只有内心恬静、旷达，才能活得安稳、舒适。

三、苏轼倡导心安境和

宋代文学家苏轼在诗文方面的成就有目共睹，但因其一生仕途之路多有坎坷，使其在情志养生方面也颇有成就。《东坡养生集》全书共12卷，其中9卷是收录苏轼养生诗文的典籍，详尽地论述了他的情志养生思想及方法。最为世人所熟知的《苏沈良方·问养生》中记载"余问养生于吴子，得二言焉：曰和，曰安"之道。苏轼生性率真放达，初入仕途，因上书反对新法，与新任宰相王安石政见不合，被迫离京，仕途屡遭贬谪，他十分注重内心情绪的调节，从而保持心平气和，使自己笑对人生，范仲淹的"不以物喜，不以己悲"，也是苏轼的养心之道。只有保持内心的安宁，顺应自然，才能获得人与自然、心理、社会的和谐统一。苏轼是一位文学大家，同时也是一位著名的书法家，笔墨纸砚是苏轼的良伴，苏轼酷爱书法，且造诣颇深，《后赤壁赋》是苏轼被贬至黄州所作，"时夜将半，四顾寂寥。适有孤鹤，横江东来。翅如车轮，玄裳缟衣，戛然长鸣，掠予舟而西也"，诗文可见苏轼迷茫苦闷的心情，如此境遇多有不甘，通过练习书法，使其压抑的情绪得以宣泄，视野更为开阔，思想更加超脱，其书风也更为豪放。他通过移情于笔墨纸砚、诗词歌赋，使其精神宣畅，心气平和。

四、齐白石倡导七戒

齐白石老先生不仅是我国著名的国画大师，而且是位年近百岁的长寿老人。白石老人在作画之余，有其独特的养生方法，可以概括为"七戒""八不""饮食有道""喝茶""拉二胡"。七戒中有四戒与情志有关，包括戒喜、戒悲愤、戒空思、戒空度。戒喜是指在遇到特别高兴的事情时也要保持镇静，不能使自己的情绪过度亢奋，以防乐极生悲。齐白石老人是书画大家，即使书画作品选入国际画展或者荣获大奖，他也坦然对待，镇静如恒，不以物喜。戒悲愤是指在遇到不如意的事情时不要过度伤心。白石老人一生泰然处世，始终保持乐观豁达的处世态度，不以己悲。戒空思是指除书画作品构思之外，不胡思乱想。白石老人认为空思不仅对身体健康毫无益处，而且会使自己的情绪陷入大起大落之中，患得患失，无法自制。戒空度是指"一日不学，茗混一天"。白石老人认为一天不学习就浪费了一天，他在晚年时仍坚持每天习字、作画，并乐在其中。

第二章
现代情志养生观

第一节　国医大师的情志养生观

　　我国幅员辽阔，各地名医辈出，他们在医疗和生活实践中，因人、因时、因地制宜，积累了丰富的养生方法，不时见诸报章。这些养生方法中，有些方法具有普遍的实用价值，也有些方法富有个性，在借鉴时需要结合实际情况选取。国医大师邓铁涛曾提出：若把当代名老中医的养生之道搜集起来，应该就是一本活教材。

　　中医学强调形神兼养，在躯体与精神之中，心藏神而为君主之官，人体之神能驭精，七情和合是气血正常运行的必要条件。深受传统养生理念熏陶的国医大师们在修身养性的问题上，针对现代临床与生活中的身心问题，都很强调养护心性、调节情志的重要性。

　　国医大师裘沛然（1913—2010）教授曾呼吁中医学院建立养生康复专业，为保障人类健康长寿做出贡献。他重视"全神"，认为人体的生长壮老、喜怒哀乐的调控、对外界环境的适应等诸多生理活动，都依靠"神"来主宰。它具有自我调节、自我修补、自我适应、自我控制四大功能，而这四大功能只有在精神不受损害的情况下，才能充分发挥作用。因此，要想身强体健，首先要"全神"，而要达到"全神"状态，必须运用各种修身养性、澄心息虑的方法，使心态保持恬淡宁静。裘沛然教授曾开出一张"处方"——"一花四叶汤"。一花，指身体健康长寿之花；四叶，即豁达、潇洒、宽容、厚道。提出养生贵在识度与守度。认为应学习儒家所倡导的"中庸之道"，把握处理事情恰到好处。这是把握"度"的最高准则。

　　国医大师干祖望（1912—2015）教授的养生观念富有个性，他将午睡与烟、酒、赌并列为"四害"。干祖望还认为要坚决走出五个误区：一、进补与保养作为同义词；二、每病首先考虑"虚"；三、迷信医药；四、崇拜安逸与休息；五、狂欢尽兴。他总结了养生八字诀："童心（天真、单纯）、蚁食（吃少、吃杂）、龟欲（不贪、安分守己）、猴行（灵活、好动）"。

国医大师唐由之（1926—　　）教授指出：养生要养心，心胸要开阔，知足常乐，保持豁达、平和的心态。他乐于接受新事物，不断思考，让脑子经常运动。

国医大师李济仁（1931—　　）教授认为，养生之道"说一千道一万"，都是在饮食、起居、运动和精神四个方面，要按"法于阴阳，和于术数"来做。例如他平时很注意饮食的调养，除了保证每餐定时定量之外，在饮食方面是粗细搭配，以粗为主；荤素搭配，以素为主；酸碱搭配，以碱为主。他的饮食特点可归纳为"少、杂、淡、温、慢"五个字。

国医大师朱良春（1917—2015）教授有"健康长寿五秘诀"，即：要想活得好，天天练慢跑；要想白天不累，子时前入睡；要想长生不老，越老越要用脑；要想一身轻松，营养均衡气血通；要想成寿翁，一切要看空。朱良春教授认为情绪困扰是百病之源，他在学术上推崇张景岳"夫禀受者先天也，修养者后天也，先天责在父母，后天责在吾心"，在精神调摄上强调："最重要的是做人要宽宏大量，豁达乐观。"

国医大师颜德馨（1920—2017）教授认为生命在于"流动"，这不仅是指饮食粥类和散步等运动。他认为：从宏观来看，养生是一种文化；对个体来说，就是追求一种心境。保持流动的心境，归根到底是为了追求平衡，既包括心理的平衡也包含生理的平衡。他的原则是尽量不发怒，即使遇到一些烦恼，他也有两个让心情"流动"起来的方法：一是向亲人诉说，一吐为快。从中医角度来说，有话就说，能疏肝解郁。二是写字。练字需安心调气，气调，则脉络自通。手的精微活动又是"脑的外化"，提笔泼墨，是一种自我调节，更是健脑之举。

国医大师何任（1921—2012）教授专门撰文，阐述音乐有益身心健康。《内经》认为音乐是"和合之气"，"音者，天地之和气"，"律乃天地之正气，人之中声也"，音乐可和合人体阴阳，达"阴平阳秘"。

国医大师徐景藩（1928—2015）教授认为，读书养性是莫大之乐，他把"心无机事，案有好书"作为养生座右铭。他对中医经典著作中的各家学术思想反复阅读，温故知新，其中乐趣，难以言表。徐景藩在空闲时还喜欢泼墨挥毫，临摹名家法帖，曾经一气呵成王羲之的《兰亭集序》，字如行云流水、沉稳端庄。他认为书法为"纸上的太极、墨上的气功"，可陶冶人的性情，修身养性，排除心中的忧虑和烦恼。从书法艺术中吸取精神营养，是一种高尚的艺术享受。他自幼喜爱音乐，一生中没有离开过乐器，业余时间也常拉拉、弹弹、吹吹。到了老年改学电子琴，自娱自乐，这也有益于身心。

国医大师孙光荣（1941— ）教授认为：养生总则可以一语概之："合则安。""上静、中和、下畅"，是孙光荣总结的养生要领，即上部要心安神静；中部要脾胃安和、不饿不胀；下部要大小便通畅，女性还需注重月经正常。做到此三条，就能基本安康。

国医大师王琦（1943— ）教授认为：在众多的养生方法中，情志养生最重要。王琦教授认为，养生不是刻意为之，养生也没有固定程式，养生应该是心境上的修养，是顺应自然的过程。关于养心，王琦认为有"五要"：一要平常心；二要仁心；三要宽心；四要静心；五要开心。王琦教授还将人的体质分为平和质、气虚质、阳虚质、阴虚质、痰湿质、湿热质、瘀血质、气郁质和特禀质9种基本类型，每个人应当依据自身的体质类型进行调理养生，最终达到颐养天年的目的。

第二节　各地名老中医个性化的情志养生观

卢传坚等分析了全国58位名老中医的养生保健经验，研究结果显示，超过半数的名老中医提倡修性养神，并自身践行修性养神的方法；在心态调节方面，大多数名老中医提倡平和自然、淡泊宁静，并以此作为自身的养生原则。《素问·上古天真论》曰："恬淡虚无，真气从之，精神内守，病安从来。"当代全国名老中医在这一原则的认识上可谓高度一致，在问卷之外，其自身总结的养生经验中几乎都对这一养生原则进行了不同程度或不同角度的阐述。至于"恬淡虚无，精神内守"的具体方法，一半以上的名老中医推荐"静坐"养生法，并有约$\frac{1}{3}$的名老中医将静坐和"存想"作为自身精神修炼方法。静坐是儒、道、佛三家皆推崇的修炼方法，一般认为，静坐能使精神内守，调畅情志及全身脏腑气血，且促进疾病恢复。"存想"则是在入静的状态下运用意念和想象来排除杂念的方法。两者都是运用呼吸、意念来调节心神及全身气血的简便易行的养生方法。

不良性格易导致情志的改变，从而扰乱人体脏腑气血功能，危害健康。而主张"制怒、隐忍、毋躁"的名老中医则较少，可见名老中医注重性格修养的修炼，而不主张刻意克制的方法。在怡情养性方面，约半数的名老中医建议人们写书法和旅游，自身有此爱好者也占多数。

福建的俞慎初教授认为：可以把宋代河滨丈人《摄生要义》中的八个字"调息、摄性、缓形、节欲"作为养生的原则。在养性调神方面，他推崇诸葛亮的"非淡泊无以明志，非宁静无以致远"的格言。

上海的陈兴之主任医师在83岁退休后仍出专家门诊，他的养生体会是要把握好三个要素，系生活上的淡泊，事业上的寄托，精神上的怡情，当然并不排除饮食起居的养生，但对老年人来说，这三个要素更为重要。

上海的凌耀星教授的养生思想，结合了中医与西医的知识。她根据"主明则下安，主不明则十二官危"的理论，指出大脑功能健全是健康的主要基础，所以她很注重健脑。她认为多思健脑，人脑同样符合用进废退的规律；乐观健脑，人要知足常乐，助人为乐，忘忧思乐，自得其乐；饮食健脑，注重食物种类多样化，合理安排进食量，足量饮水；运动健脑。

《长寿有道：名老中医谈养生》中记录了数位女中医的养生观：上海的万淑媛教授欣赏庄子对生死的态度，即"载我以形，劳我以生，佚我以老，息我以死。"以休息的观点看待死亡，则少恐惧烦恼和忧愁，心胸豁达自然能长寿。上海的陈之才主任医师主张"养心宜静，养身宜动"。安徽的朱希亨的养生格言是"静以养心，动以养形"。

安徽的尚志钧教授认为人如能保持"三通"，则能健康长寿。一是心通，指的是心情舒畅。二是胃通，就是吃东西不要过饱，认为老年人尤应按照古人讲的"已饥方食，未饱先止"去做。三是二便通，要养成良好的排便习惯，多食含纤维素高的食物。他还指出，平时注意固肾气，节制房事，也有利于二便通顺。

不难发现，在以上名老中医的养生观中，最被强调的是调养心性，从《素问·上古天真论》中"恬淡虚无"的观点，到唐代名医孙思邈所提倡的"抑情养性"养生观，再到现代人所说的"淡定"，都注重对人的欲望与情绪的理性修养。

第三节　新时代的情志养生观

我们每个人能否健康长寿，不仅取决于个人的养生水平，也与社会发展水平息息相关。北京的祝谌予教授曾指出：当今社会，在市场经济情况下，事事竞争，耗伤心血，但由于生活水平提高，人的寿命与旧社会比，几乎增加了1倍。可见人能长寿与生活水平的关系极为密切。所以，国运昌盛，科技发达，对于大众的身体健康有极大的促进作用，但社会竞争的加剧也使得人们的七情内伤更加多见，这需要进一步引导大众学习中医养心理念，适度地调神养性。

基本的养生理念具有普适性，但就具体的情志养生方法而言，很显然需要依据"因人制宜"的思想去探寻，切忌迷信教条，鼓吹一套放之四海而皆准的做法。正如国医大师张琪说："每个人的情况不尽相同，养生要从自己的实际情况出发，遵循科学规律，泰然自若地调摄身心，快乐地工作和生活，健康自然属于我们。我对养生本无研究，更无秘诀，若说养生经，这些就算是我的养生经吧。"

福建的盛国荣教授认为养生犹如八仙过海，不可强求一种模式，要依据各自的身体条件、生活习惯和周围环境，顺其自然，而不能勉强。所谓萝卜白菜各有所爱，就是强调个体差异性，他既不搬用别人的养生之术，也没有自己的固定的养生计划，只是有着规律的生活习惯。

天津的赵恩俭教授认为：有意识的养生不自然，甚至反而有害，养生在于去害，所以"不以养生为意之养生"是养生的最佳方法，一人的寿限是个未知数。延年益寿不过是安慰剂，想长寿实际上是怕短寿，于是成为精神负担反而造成短寿。他还认为，画山水画是最便于修身养性的方法，古代画家多高寿，所谓"烟云供养"。

浙江的俞尚德主任医师认为对于长寿不要刻意去追求，不要为长寿而去耗费心机，一切顺乎自然力求返璞归真。他认为：诸如散散步等，兴来即去，兴尽即返，如果每日一定要按时去锻炼，反倒是一种自加的压力和负担。

南京的吴考槃教授不泥于古。他说养生与长寿有联系，但并非一回事。他认为养生长寿书籍大部分内容无甚差异，与其待在故纸堆中人云亦云，不若自出己意，按自己喜欢的方法去生活。

有一些名老中医既受儒家"仁爱"思想的影响，又受新中国"为人民服务"思想的指引，将个人的养生需求与济世救人的医学事业结合起来，将养生理念进一步提升到高层次的道德境界。

《论语·雍也》中提出"仁者寿"，包括医德在内的道德修养是重要的养神益寿法。儒家经典《礼记·中庸》中指出："故大德……必得其寿。"唐代孙思邈的《备急千金要方》指出："夫养性者，欲所习以成性，性自为善，不习无不利，性即自善，内外百病皆悉不生……德行不克，纵服玉液金丹，未能延寿。"可以看出孙思邈把"轻利养德，仁爱助人"的儒家思想贯穿于养生的思想指导中。这种养生思想上升到了思想意识范畴，只有实现意识上的"德化之生"，才能使其他具体养生方法获得效果。心平气和，超越个人私利，将个人的健康长寿与大众的健康长寿结合起来，为人民服务，这是达到更高层次的养生境界的途径。国医大师邓铁涛教授指出："养生必先养德，大德方得其寿；养生必重养心，心宽方能体健。"现代心理学认为，道德感是人的一种社会性高级情感，自我道德感的满足，能缓解人的情感矛盾，减少经常面对医患矛盾的医生内心的心理冲突，有利于医生实现自我价值认同，完善社会心理健康。

那么应该如何修德？首先，积善为本。《荀子·劝学》云："积善成德，而神明自得，圣心备焉。"

积极正确的欲望对养生同样是必不可少，特别是为人类事业发展而生的欲望，乃为欲望之大者，为浩然正气，对养生具有莫大的好处，因此把握好欲望的大小关系，舍小欲、私欲而怀苍生之念，做好求与放的平衡，入世却宠辱不惊，正是养心正道之所在。

浙江的谷振声教授认为一个长寿的人还要有一个科学的人生观。古人称立功立德立言，后人称之为三不朽。他认为，立言是三不朽中最为重要的一着，希望笔之成书，把他个人毕生的中医药学术思想临床经验流传后世。总之，他认为人生于世，应做一些有益于人民的工作，这样长寿才有实际的意义。

江苏的乔仰先主任医师谈道：每当治好一个难病宿疾，或者从学习古籍中得到一些心得，他内心就会感到非常喜悦，即使工作再忙，也不感到疲劳，这实际上也是很好的养生之道。他说他的养生之道很大一部分基于提高医术和认真工作上，认为这也是一大乐事。

第三章
中医情志养生理论

　　情志是指人的情感和心理活动，中医情志包括喜、怒、忧、思、悲、恐、惊七种情绪。它们是人对外界事物变化的一种反应，是正常的情感表达，情志条达则气血顺畅，五脏安和，人体处于健康状态。反之，如果情志不畅或过激，则气血不和，五脏不安，功能紊乱，日久会影响人的健康状态。情志的稳定、平和加上良好的身心状态可以起到预防疾病的作用，这就要求人们注重情志养生。正如《素问·上古天真论》中说到"恬淡虚无，真气从之，精神内守，病安从来？"

第一节　五行与情志养生

一、五行学说

（一）五行的基本概念

　　五行是指木、火、土、金、水五种基本物质及其运动变化。五行并不是单指五种具体的物质本身，它还有其广泛的涵义，就是将世间万物概括为五种基本属性，并根据它们之间的运动变化阐释其相互关系，从而解释自然界的生命现象。《尚书正义》说："水火者，百姓之所饮食也；金木者，百姓之所兴也；土者，万物之所资生，是为人用。"由此可见，木、火、土、金、水五种物质与人类生活息息相关。我国古代劳动人民通过长期的接触和观察，认识到五行中的每一行都有不同的性能，采用取象比类和推理演绎的方法，使自然界的事物和现象与抽象出来的五行特征相对应，并且根据五行之间相互资生、相互制约的关系来解释和推演事物或现象之间的运动变化。五行学说是中医哲学基础重要组成部分，中国古代医家在其理论的指导下将五行与人体五脏相结合来阐释人的整体性。并且通过长期的医学实践总结，将五行与四时、五方等联系起来，说明人与自然的统一性。如《素问·阴阳应象大论》中论述到："在天为风，在地为木，在体为筋，在脏为肝，在色为苍，在变动为握，在窍为目，在味为酸，在志为怒。"此外还运用五行的生克乘侮理论阐释五脏之间相互依存与制约的关系，结合阴阳学说一起说明中医学的生理基础，使人体内部与自然规律相适应以维护机体健康。应用五行理论类比方法进行情志、饮食以及疾病过程中的养生保健，要求人们在平时要保持五味调和、五志平衡、顺应四季规律，保持人体内外的平衡，才能使身体健康。这种思想体系从古至今都引领着人们的养生保健思路，也收到了不错的成效。

（二）五行的特性

"水曰润下，火曰炎上，木曰曲直，金曰从革，土爱稼穑"是对五行特性的经典概括。

"木曰曲直"："曲直"是说树木的主干挺拔向上生长，树枝曲折向外发散，生长茂盛，随风摇摆，故说木有升发、生长、条达、舒畅等特性。凡具有此类特性的事物和现象，都可归属于木。

"火曰炎上"："炎上"是指火在燃烧时，发散光与热，火焰向上漂浮，向四周发散热量，故说火有发热、温暖、光明、向上的特性。所以凡是代表温热、升腾、昌盛等作用的事物和现象，均可归属于火。

"土爱稼穑"："稼穑"是指庄稼播种与收获，即所谓"春种曰稼，秋收曰穑。"土可以承载所有播种的庄稼，收获粮食，滋养万物。故凡是具有生长、承载、化生、长养等特性的事物或现象都归属于土。

"金曰从革"："从革"具有正反两个涵义，即顺从和变革，前者是指金的刚强之性，后者是金的柔和之性。所以凡是具有肃杀、收敛、潜降等特性的事物或现象都归属于金。

"水曰润下"："润下"是说水有滋润寒凉、性质柔顺、流动趋下的特性。因此凡是具有寒凉、滋润、向下、闭藏等特性的事物或现象都归属于水。

根据"天人相应"的整体观念，中医学以五行为核心，五脏为基础结构，将自然界的方位、四时或五季、五气、五色、五味等分属五脏，将人体的生命活动与大自然的事物或现象联系起来，形成了联系人体内外环境的五行结构系统，从而说明人体以及人与外部环境的统一。事物属性的五行归类表见表1。

表1 事物属性的五行归类表

自然界							五行	人体						
五音	五味	五色	五化	五气	五方	五季		五脏	五腑	五官	形体	情志	五声	变动
角	酸	青	生	风	东	春	木	肝	胆	目	筋	怒	呼	握
徵	苦	赤	长	暑	南	夏	火	心	小肠	舌	脉	喜	笑	忧
宫	甘	黄	化	湿	中	长夏	土	脾	胃	口	肉	思	歌	哕
商	辛	白	收	燥	西	秋	金	肺	大肠	鼻	皮	悲	哭	咳
羽	咸	黑	藏	寒	北	冬	水	肾	膀胱	耳	骨	恐	呻	栗

二、五行学说在情志养生中的应用

随着现代社会工作和生活节奏加快，来自工作和生活中的压力越来越大，情志致病的问题也越来越多。宋代陈无择在《三因极一病证方论》中将病因分为内因、外因和不内外因，其中七情致病就属于内因中的一种。《黄帝内经》所言："怒伤肝，喜伤心，思伤脾，忧伤肺，恐伤肾"，然而"无情草木不能治有情之病"，有些情志疾病单独依靠药物治疗无法为患者解除病痛，《黄帝内经》中提出的"情志相胜疗法"可以缓解某些不良情绪，它的理论根源就是运用五行学说的生克制化规律。正如《素问·阴阳应象大论》言："怒伤肝，悲胜怒"，"喜伤心，恐胜喜"，"思伤脾，怒胜思"，"忧伤肺，喜胜忧"，"恐伤肾，思胜恐"。根据五行的特性将五脏与五志相配，五志即是七情，喜、怒、忧、思、悲、恐、惊七种正常的情志活动，七情的变化与脏腑功能活动有密切的关系，分属五脏，常以怒、喜、思、悲、恐为代表。胜是克制、消除的意思，情志相胜不是简单克制，而是在阴阳、五行学说指导下，在特定的背景下，辅助其他方法一起来改变异常的情志状态。

"悲胜怒"：怒是人对外界环境不满的一种情绪表达。暴怒会使人表现出急躁不安、坐卧不定等行为，在强烈的怒气刺激下，会使人感到头晕胀痛、胸胁胀满，严重者甚至晕厥死亡。如高血压患者一般都会被叮嘱保持情绪稳定，切忌生气大怒，就是为防止大怒后气血上冲头脑，突发脑溢血等危及生命的状况发生。日常生活中轻度的发怒有助于情感的宣泄，调畅气机，但是要注意适度。"怒"为肝志，五行属木；"悲"为肺志，五行属金。"悲胜怒"五行关系中属于"金克木"，所以对于暴怒的患者，以安定平和的状态与他沟通，试图安稳其暴躁的情绪，使其感动而泣，用悲伤宣泄出心中的怒气。

"恐胜喜"：喜是一种良好的情绪，代表着人们对现实的满意与满足，表现为高兴、喜悦、兴奋的状态。狂喜是喜悦情志过激的表现形式，它是一种负面情绪。例如，范进中举后，由于欢喜过度，伤及心神，出现癫狂、晕厥的表现。"喜则气缓"，即心气涣散、心气无力推动血液而导致血脉瘀阻，出现周身无力、心胸时痛、夜卧难寐等一类病症，严重者可出现精神失常、错乱或者暴亡。时常保持愉悦的心情，有助于缓解紧张的情绪，促进血液运行，保持身心健康。"喜"为心志，五行属火；"恐"为肾志，五行属水。"恐胜喜"五行关系中属于"水克火"，运用恐惧消除狂喜的状态，犹如肾水向上救济心火，引导心火趋下，使人恢复安静平和的状态。

"怒胜思"：脾在志为思，思维是人类认识事物的过程及其能力的反映，其本身并不带有任何情感色彩。但思虑过度或所思不遂，则志凝神聚，气留不散，滞于心而结于脾。脾胃的气机运化失常，人会出现腹满不欲食、面色萎黄、形体消瘦等病症，气结于心则会精神恍惚，心中躁烦等。勤于思考，有利于调动全身的气血运行，维持脾升胃降的正常生理功能，保证气血生化之源。"思"属脾志，五行属土。"怒胜思"五行关系中属于"木克土"。所以，对于有些因思虑过多而失眠的人，在情绪稳定的状态下，给予强烈的刺激使其感到愤懑不平，迫使其大声吼叫、咒骂，将心中顾虑宣泄而出，敞开心扉，最终消散心中郁结，安然入眠。

"喜胜忧（悲）"：悲（忧）是由各种外界因素引起自身感到不快乐的一种情绪。偶尔运用眼泪来宣泄心中的郁闷不平，有益于身心健康。过分的悲伤会消磨人的意志，出现精神萎靡不振、悲观厌世等抑郁情志，也会有咳嗽气短、呼吸急促、毛发不荣等病症。"喜胜忧（悲）"在五行关系中属于"火克金"，金在古代代表的是武器类的铁具，宝剑都是在火中不断熔炼锻造出来的，所以悲伤的情绪需要在欢腾、热闹、喜悦的环境中才能被慢慢消除。当遇到一个悲伤过度的人时，尽量满足他的愿望，重拾他对这个世界的自信，从而能乐观面对世界。

"思胜恐（惊）"：惊恐是人们对外界突如其来的事物一种不安的感受。长期处于惊恐状态是对于机体的不良刺激，人们会有惴惴不安、提心吊胆，惶惶不可终日的表现。严重者机体出现大小便失禁、遗精滑泄、腰膝酸软、不孕不育等肾脏虚弱的症状。"思胜恐（惊）"在五行关系中属于"土克水"，当河水决堤时，土可以很好地掩盖流出的水流，阻滞其泛滥成灾。所以，对于一个过度惊恐的人，从恐惧的原因入手，诱导其开启思绪，使他认清恐惧的原因，思考解决的办法，日后再面对恐惧时就可沉着应对，告别恐惧感。

音乐可以改变人的心境，中医心理学认为，音乐可以舒缓、调理心思，进而影响身体。《黄帝内经》中曾提出"五音疗疾"，这也是五行学说在情志养生中很好的体现。根据人体五行结构系统，五音是指"角、徵、宫、商、羽"这五个曲调，并且与"怒、喜、思、悲、恐"五志相关联。其中角调式曲调飘扬，生意盎然，犹如春天的到来，春气又与肝气相通应。当人听到角调式乐曲时，会缓解胸胁胀痛、胸闷、叹息、情志闷闷不舒等肝气郁结的症状。徵调式乐曲欢腾、轻松、灵动，像熊熊烈火中的火苗在跳动，也象征着人跳动的心脏。所以徵调式的乐曲对于心脏功能的恢复有促进作用，推动血液在人体内流动。宫调式乐曲的主要特点是安静、沉稳、庄重，给人以浓重厚实的感觉，像踩在泥土里一样踏实，土与脾气相通。因此聆听宫调式的乐曲可以缓解纳呆食少、食积胃肠等脾胃系统疾病，且对于失眠、焦虑等神经系统疾病有安定神志的功效。商调式音乐曲风抑扬顿挫，高昂悲怆，肃劲洪亮，像肺中发出的呼啸。常听商调式音乐可以加强人的呼吸功能，减轻肺卫不固的症状，增强人体的免疫力。羽调式音乐曲风静谧、温柔、哀婉，犹如波澜不惊的湖面一样，水气通于肾。对于肾阴不足所致的潮热盗汗、腰膝酸软、耳鸣、不寐等诸种症状有缓解作用，还可以增强肾的功能，填精益髓。

第二节　五脏与情志养生

《素问·阴阳应象大论》说："人有五脏化五气，以生喜怒悲忧恐。"说明五脏为情志活动提供物质来源，并受五脏的调节。具体来说，心是人情志活动发生的先导和主宰，肝是情志调畅的保障，脾胃是情志调衡的枢纽，肺是情志活动辅脏，肾是情志发生的根本，五脏协调一致、相互作用产生了情志的各种变化。然而从《素问·宣明五气》中讲述的"五精所并"的理论可以认识到：当人体五脏中的某一脏精气不足，则人体的自我保护本能就会发挥作用，调动全身脏腑精气流向相对虚弱的脏器，这就使体内的脏腑精气不足以荣养全身的神志，从而出现相应的情志变化，说明五脏与情志之间存在着相互影响。

一、心是情志活动发生的先导和主宰

喜伤心。心在志为喜，喜则气缓。《素问·举痛论》说："喜则气和志达，营卫通利。"但过度狂喜，可致人心气涣散，精神不能集中，如《灵枢·本神》云："喜乐者，神惮散而不藏。"病态的"喜"是喜笑无常，多出现在癫狂病之中，这是由于心气虚，心阳不足所致，如《灵枢·通天》云："阳重脱者易狂。""所以任物者谓之心"，说明心是可以承接一切客观事物并对其做出反应，产生心理活动、意识思维或情绪的脏器。《素问·灵兰秘典论》云："心者，君主之官，神明出焉。"心脏情志活动的发生是以"心神"为主导，各脏腑协同配合完成。心又为"五脏六腑之大主"，有统领人的精神活动的作用，所以人的各种情志变化皆可影响心神。情志过激，损伤心神则神情恍惚不定，难以集中精神，心气无力推动血液的运行，心失所养则出现夜卧难眠、心慌、气短等症状。《素问·宣明五气》说："精气并于心则喜。"所以心脏精气的盛衰也可以影响情志的变化。心的精气旺盛，则心血充足，心神得以濡养，神和志达而喜乐愉悦。如果心脏的精气不足，脏腑的精气汇聚于心脏，则神失所养，也会出现异常的精神状态。"心气虚则悲"即是表现之一。由于心为"藏神之脏"，"君主之官"，"生之本"，"五脏六腑之大主"，所以情志所伤，首犯心神。因此，心是情志活动发生的先导和主宰。

二、肝是情志调畅的保障

怒伤肝。肝在志为怒，怒则气上。怒是人在情绪激动时肝之精气外达的一种情感反应。过于愤怒则会影响肝的疏泄功能，导致人体气机不畅。《素问·生气通天论》说："阳气者，大怒则形气绝，而血菀于上，使人薄厥。"这是因狂躁愤怒，导致肝气上升太过，大量血液随之向上涌动，则人体表现出焦躁、激动、过于兴奋等情绪。反之，人在有怒气时若忍而不发，就是我们常说的"生闷气"，表现出心情抑郁，闷闷不乐，这种情绪日久会导致肝气郁结，而出现两胁胀痛、嗳气不舒的症状。然《素问·宣明五气》云："精气并于肝则忧。"《素问·灵兰秘典论》曰："肝者，将军之官，谋虑出焉。"肝主疏泄，人体的气机由肝脏来调节，犹如将军一样运筹帷幄。若肝精不足，五脏六腑的精气皆向肝脏汇聚，则肝所主之神就会失去肝脏的滋养，影响其谋虑的产生，将军失去原有的本性，就会感到忧郁寡言，愁闷不解。故肝是情志调畅的保障。

三、脾是情志调衡的枢纽

思伤脾。脾在志为思，思则气结。思维代表着人认识事物的一种能力，是一种客观的生命现象，但是思不仅有意识层面的内涵，还有情志活动方面的表现，所以思是思维和情绪之间的"桥梁"。脾与胃在经络的连接下形成表里关系，相反相成发挥各自的生理作用。中医学认为："脾以升为健，胃以降为和"，是人体气机升降的闸门。过度的思虑或所思不及，伤及脾气，气机阻滞中焦胃脘，升降异常，使得脾不升清、胃不降浊。脾胃气机功能紊乱会出现纳食减少，胃脘胀满，头晕眼花等症。然《素问·宣明五气》又说："精气并于脾则畏。"《灵枢·本神》中说："脾藏营，营舍意。"营就是营血，泛指周身的血液。中医学认为，脾有统血和主运化的功能，能将吸收的营养物质转化为血液濡养全身。血又是精神活动的物质基础之一，故脾气充足可以影响情志活动的顺畅。《素问·刺法论》云："脾为谏议之官，知周出焉。"脾为精血化生之源，脾气强则"意"有所养，人善于思考，记忆力强，能向他人建言献策，思虑周详。如果脾精较弱，全身的精气遂并于脾，则"意"失去营血的濡养，就会出现记忆力减退，不喜欢思考，难于与他人商量议事，时间久就会有遇事畏难不前的异常心理。因此，脾是情志调衡的枢纽。

四、肺是情志活动的辅脏

悲忧伤肺。悲和忧所体现的是对情志影响的不同程度，悲是在受外界环境影响下产生的低落情绪，进而对此事产生过度的担忧。但二者对人体生理活动的影响大致相同，二者均属肺之志。悲则气消，悲忧太过，或长时间处于悲忧情绪，则会损耗人体之气，进而伤及肺脏。《素问·举痛论》曰："悲则心系急，肺布叶举，而上焦不通，荣卫不散，热在气中，故气消矣。"因此，悲忧耗伤肺气，不利于肺气发挥呼吸功能，会出现呼吸气短、胸闷难舒的现象。《素问·宣明五气》又说："精气并于肺则悲（忧）"，这说明肺脏精气的强弱影响着情志活动。《素问·灵兰秘典论》曰："肺者，相傅之官，治节出焉。"这句话说明了肺脏对于心脏的辅助功能，肺脏是心君的宰相，推动心血心神的运行。肺脏精气旺盛，则心血心神获得辅助而表现正常，气血顺畅，神清气爽，心情喜悦；如果肺精不足，周身的全部精气供养肺脏，则心君得不到宰相的辅佐，使得心脏精气不足，易引起心气的虚弱。"心气虚则悲"，从而影响人的正常情志活动。因此，肺对情志活动的产生有辅助作用。

五、肾是情志产生的根本

惊恐伤肾。惊与恐相似，但惊是在人不自知的情况下，受到外来事物的干扰所表现出的情绪。而恐是人自身从内心所表现出的一种害怕、畏惧的情绪。二者都属于肾所主的情志。恐则气下，惊则气乱，过度的惊吓或者恐吓可使人体气机不正常，出现病理状态。《素问·举痛论》云："恐则精却，却则上焦闭，闭则气还，还则下焦胀，故气下行矣。"因此，恐使肾气不能向上布散，反而向下，会导致肾气不固，出现遗精、遗尿、月经淋漓不尽、带下量多等症状。《素问·宣明五气》又说："精气并于肾则恐。"这也说明肾脏对于情志有调节作用。《灵枢·本神》曰："肾藏精，精舍志"，"意之所存谓之志"，肾脏精气充盛，则脑髓充足而意志力强，就会遇事坚决且有行动力；肾精衰少，则五脏六腑之精并于肾，则"志"失养而虚弱，人就会表现出遇事犹豫不决，难以决断，小心翼翼，日久会形成习惯性的恐惧、自卑的心理。肾精来源于父母的先天之精，情志活动以脏腑精气为物质基础，所以肾是情志产生的根本。

第三节　体质与情志的关系

体质是一种客观存在的生命现象，是人体生命过程中，在先天遗传及后天获得的基础上，表现出来的形态结构、生理机能及心理状态等方面综合的、相对稳定的特质，这决定了人体对外界或者自身某种致病因子的易感性和病变类型的倾向性，同时也说明人与人之间体质的差异性。《黄帝内经》是现存最早的对体质进行分类的著作，后世医家在其基础上，结合临床经验对常见的体质类型进行了不同的分类。现在最常见的分类方式是由王琦教授提出的九种基本体质类型，即平和质、气虚质、阳虚质、阴虚质、痰湿质、湿热质、瘀血质、气郁质、特禀质。情志是人在自然或者社会环境变化时随之产生的情绪变化，包含有喜、怒、忧、思、悲、恐、惊等七情。人体的生命活动既包括脏腑经络、精气血津液等形质，也会产生喜、怒、忧、思、悲、恐、惊等情志，成为"形神合一"的统一体。人的体质与情志都是先天因素与后天因素共同作用的结果，只是表现于外的形式不同；二者也可以相互影响，情志的产生是以体质为基础，同时情志也可以促使人们形成不同的体质，是体质分类的重要依据。对于日常生活中的一些情志性疾病，需要平衡人体体质与情志之间的关系，增强体质，调和情志，达到形神合一。

一、体质对情志产生的影响

依据王琦教授九种体质的分型，可认为平和质为健康人群的标准体质，正如《素问·生气通天论》说："阴平阳秘，精神乃治。"当机体处于阴阳平衡状态时，即可达到平和质，人体功能较为协调，身体强壮，胖瘦适宜，自身调节和对外适应的能力较强，情志也会随之更加稳定平和。当阴阳失衡，阳气偏盛时，会出现偏阳体质如阴虚质、湿热质、瘀血质、特禀质等，偏阳体质的人具有多动、亢奋、偏热的体质特点。这种体质的人形体适中或稍偏瘦，但相对结实，精力比较旺盛，动作敏捷，反应灵敏，性格多为外向，好胜心强，容易急躁生气，且自制力较差。具有这种体质的人容易化燥伤阴，从而发生心悸、眩晕、失眠等病症。偏阳体质的人如果在日常生活中不注意调理，过度操劳或者思虑太过，日久一定会造成机体阴伤，阴伤生内火，容易使人产生易怒、焦虑等不良情志，从而影响机体健康，形成阴虚质、湿热质、瘀血质、特禀质等。当阴阳失衡，阴气偏盛时，多会出现偏阴体质如阳虚质、气虚质、痰湿质、气郁质等体质。偏阴体质的人具有多静、抑制、偏寒等体质特点。具有这种体质的人形体适中或稍偏胖，身体较虚弱，尤其脾胃功能不足，易生疲劳，精力偏弱，反应迟缓，动作较慢，性格偏内向，喜静少动，胆小易惊。本体质的人阳气较弱，容易引起水湿内盛，发生水肿、痰饮、瘀血等病症，日久会演化成阳虚质、气虚质、痰湿质、气郁质等体质。此类体质的人容易产生过忧、过悲、多虑等消极的情志活动，这些不良的情志活动会进一步加重机体阳虚，不利于机体健康。

二、情志对体质形成的影响

在一般情况下，喜、怒、忧、思、悲、恐、惊七情的变化是人对客观事物反应的精神活动。情志活动贵于调和，过犹则不及，这是保证良好体质的重要因素。早在《黄帝内经》中就有关于情志是划分不同体质重要依据的论述。而在《素问·血气形志》中更加具体地将人的形体与人的情志状态相结合进行描述，强调了人的形体与情志之间的内在联系，且突出其对人体不同体质的影响作用，这些体质主要包含形苦志苦型、形苦志乐型、形乐志苦型、形乐志乐型、形数惊恐型等五种体质。《灵枢·本脏》中提到："志意和则精神专直，魂魄不散，悔怒不起，五脏不受邪矣。"也表明意志坚定、精神专直、情志调和的人，五脏不易受邪，认为情志是影响人体体质、抵抗力、形体健康的重要因素。长期不良的情志刺激或精神创伤，若超出人机体所能承受的范围，就会引起人体脏腑阴阳受损，导致人体病理体质的形成，影响机体健康。《医宗金鉴·杂病心法要诀》中提到："凡此九气（怒、喜、悲、恐、寒、炅、惊、劳、思）丛生之病，壮者得之气行而愈；弱者得之气发为病也"，讲述了体质强弱的人群在受到一些外界的情志刺激后发病的不同。体质强的人容易克服情志刺激，身体很快恢复，而体质较弱的人容易被情志刺激所影响，产生疾病。总之，内心平和、清心寡欲、恬淡虚无、喜怒不形于色的人常常能够维持机体的健康，不易受到外邪的侵犯，易于长寿。忧虑过多、内心不能平静、情志失调的人，容易损伤脏腑机能和人体气血的运行，导致人体质虚弱，不能抵御外邪，容易引发疾病。

综上，体质和情志之间会相互影响，相互调和。体质强健，情志平和，才能使人形与神俱，保证人体脏腑经络的正常运行，维持人体健康。早在《黄帝内经》中就重视形神合一，既强调人要法于阴阳，和于术数，食饮有节，起居有常，不妄作劳，维持健康体质以养形，也强调要恬淡虚无，清心寡欲，精神内守，调畅精神情志以养神，最终达到"形与神俱，而尽终其天年"。

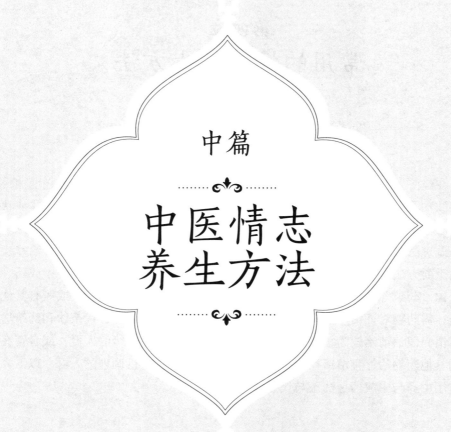

中篇

中医情志
养生方法

第四章
常用的情志养生方法

第一节　中药调理法

在经济发展迅速、生活节奏加快的大背景下，人们的工作压力随之增加，情感波动及精神思维的变化，极易导致阴阳失衡，成为情感症状或伴躯体症状的身心性疾病的导火线。早在《黄帝内经》中就有"不治已病治未病"的理论。中药调理法属于中医药内治法的一种，是中医药调畅情志变化，预防、治疗疾病的重要方法之一。中药调理法根据方药的配伍、剂型，分为中药、中成药、代茶饮、药茶等类别。一般而言，中药及中成药适合情绪波动较大或兼有其他病证，需药物对证治疗的人群，建议在专业医师指导下进行；代茶饮和药茶适合病情尚浅，情绪较为缓和，尚未达到需药物控制不良情绪的人群，或者正在使用其他药物治疗且情绪控制稳定，可作为辅助药物进行调理的人群。以下介绍常用中药与中成药、药茶与代茶饮。

一、常用中药／中成药

（一）疏肝解郁法

元·朱丹溪提出"人身诸病多生于郁"，"一有怫郁，诸病生焉"，认为情志上的郁与诸多疾病的发病密切相关。肝气郁滞是中医学"郁证"里最常见的一种疾病，表现为精神或心理上的障碍，如忧愁、焦虑、抑郁，主要由于肝胆枢机不利，肝气升发不足，肝气郁结胸胁所致，症见胸胁两侧满闷胀痛、两乳胀满不适，长期肝郁甚至影响脾胃功能，引发功能性消化不良、乳腺增生、失眠等疾病，进而加重患者精神压力与心理负担，因此要注意情绪的疏导，防治肝郁与疾病的恶性循环。可采用疏肝解郁法进行防治，下面推荐几种调畅情志的常用养生方药。

◎柴胡疏肝散 《景岳全书》

组　　成： 陈皮、柴胡、川芎、香附、枳壳、芍药、甘草。

功能主治： 健脾疏肝，缓急止痛。用于治疗情志抑郁易怒所致的善太息，胁肋疼痛，胸闷，或嗳气，脘腹胀满等病证。

用法用量： 水煎服，日1剂，煎汤至300ml，分两次，早晚分服。

注： 若胁肋痛甚者，酌加郁金、青皮、当归、乌药等以增强其行气活血之力；肝郁化火者，可酌加山栀、黄芩、川楝子以清热泻火。

◎柴芍六君子汤 《医宗金鉴》

组　　成： 柴胡、白芍、党参、茯苓、白术、半夏、陈皮、甘草。

功能主治： 疏调气血，柔肝益阴。用于治疗肝郁血虚型的消化不良、胃痛、乳房胀痛等病证。

用法用量： 水煎服，日1剂，煎汤至300ml，分两次，早晚分服。

注： 纳食欠佳者加焦麦芽、莱菔子、焦山楂以促进胃肠蠕动；寐欠安者加酸枣仁、夜交藤以宁心安神；腹胀明显者加厚朴、枳壳、莱菔子以除满消胀；黄疸明显者加茵陈、赤芍以养血退黄。

◎逍遥丸/丹栀逍遥丸 《太平惠民和剂局方》

组　　成： 柴胡、当归、白芍、炒白术、茯苓、炙甘草、薄荷、生姜。

功能主治： 疏肝健脾，养血调经。用于治疗肝郁脾弱血虚所致的郁闷不舒、胸胁胀痛、头晕目眩、食欲减退、妇女月经不调等病证。

用法用量： 水丸，口服。一次6~9g，一日1~2次，早晚分服。

注： 丹栀逍遥丸是在逍遥丸基础上加入牡丹皮、栀子两味中药，适用于肝郁血虚脾弱患者兼有火热之象，症见烦闷急躁，咽干口燥，妇女乳房伴有少腹胀痛，具有疏肝解郁、清热调经的功效。服法用法同上。

（二）安神定志法

《灵枢·邪客》曰："心者，五脏六腑之大主也。"《类经》也说："情志之所舍，虽五脏各有所属，然求见其由，则无不从心而发。"心主神志，是心对七情调节的基础，心之气血不足，心神不宁，表现为喜怒无常，思虑过多，失眠健忘，心悸气短等症，长此以往会耗伤心血，极大影响工作学习状态，成为引发身心疾病的重大诱因。可采用安神定志法对该类病证进行调护，下面推荐几种调畅情志的常用养生方药。

◎ 归脾汤 《正体类要》

组　　成： 党参、白术、炙黄芪、茯苓、远志、酸枣仁、龙眼肉、当归、木香、大枣、炙甘草。

功能主治： 益气健脾，养血安神。用于治疗心脾两虚证引起的气短心悸，失眠多梦，头昏头晕，肢倦乏力，食欲不振等症。

用法用量： 水煎服，日1剂，煎汤至300ml，分两次，早晚分服。

◎ 朱砂安神丸 《医学发明》

组　　成： 朱砂、黄连、当归、生地黄、炙甘草。

功能主治： 清心养血，镇惊安神。用于治疗因心火偏亢，阴血不足所致的心烦神乱，失眠多梦，惊悸怔忡，或胸中烦热，心神不宁，神志恍惚等症。

用法用量： 蜜丸，口服。一次9g，一日2次，推荐睡前服用。

注： 本方中朱砂含硫化汞，不宜久服、多服；另外，脾胃虚弱或阴虚较明显者不宜服用。

◎ 天王补心丹 《摄生秘剖》

组　　成： 人参、茯苓、玄参、丹参、桔梗、远志、当归、五味子、麦门冬、天门冬、柏子仁、酸枣仁、生地黄。

功能主治： 滋阴清热，养血安神。用于治疗因忧愁思虑太过，暗耗阴血，虚火内扰，所致的阴虚血少，心肾两亏证。表现为心神不宁、神疲健忘，或心悸怔忡，虚烦失眠，或伴有口舌生疮，手足心热，梦遗，大便干结等症。

用法用量： 蜜丸，口服。一次9g，一日2次，早晚分服。

注： 本方滋阴之品较多，对脾胃虚弱、纳食欠佳、大便不实者，不宜长期服用。

（三）理脾和胃法

脾胃为后天之本，气血生化之源，气机升降之枢纽，脾胃功能的强盛是生命活动的重要保证。脾胃健运，则机体的精微物质化生充盈，能源源不断地滋养五脏六腑、四肢百骸。相反，脾胃功能失运，气血生化不足，会出现失眠焦虑、神疲懒言、气短乏力、饮食减退，引发嗳气、痞满、胃痛、消化不良等脾胃系统疾病。叶天士在《临证指南医案》中说道："嗔怒佛郁，无不动肝，肝木侮土而脾胃受伤。"可见脾胃病变极易影响其他脏腑功能，因此要重视脾胃调护，增强脾胃功能。采用理脾和胃法对该类病证进行调护，下面推荐几种调畅情志的常用养生方药。

◎参苓白术散合平胃散 《太平惠民和剂局方》

组　　成：白扁豆、白术、茯苓、甘草、桔梗、莲子、人参、砂仁、山药、薏苡仁、苍术、厚朴、陈皮。

功能主治：健脾益胃，补养肺气。用于治疗脾虚湿盛所致的疲软乏力、神情淡漠、气短咳嗽、食少便溏等症。

用法用量：水煎服，日1剂，煎汤至300ml，分两次，早晚分服。

◎理中丸/附子理中丸 《伤寒论》/《太平惠民和剂局方》

组　　成：人参、白术、干姜、甘草。

功能主治：温中祛寒，补气健脾。用于治疗因中焦虚寒所致的小儿慢惊，食少纳呆，口吐清涎，呕吐腹痛。或因阳虚失血所致的胸痹虚证、心下痞满、病后喜唾等病证。

用法用量：浓缩丸，口服。一次1丸，一日2次，早晚分服。小儿酌减。

注：若长期腹泻，口服理中丸效果明显但难自愈者，或四肢不温，畏寒较著者，属于脾肾阳虚，可服用附子理中丸温肾健脾。但因方药中含有附子，不宜多服久服，且对乌头类药物过敏者禁用。

◎香砂养胃丸 《杂病源流犀烛》

组　　成：木香、砂仁、白术、陈皮、茯苓、半夏、香附、枳实、白豆蔻、厚朴、藿香、甘草、生姜、大枣。

功能主治：益气健脾，和胃降逆。用于治疗胃气不足、湿阻气滞所致的胃痛、痞满等病证，症见胃痛隐作、脘闷不舒、呕吐泛酸、嘈杂不适、不思饮食、四肢倦怠。

用法用量：蜜丸，口服。一次9g，一日2次，早晚分服。

注：若出现呕吐、吞酸、嗳气、口干等症，即为肝火犯胃，须清肝胆之火，制酸止呕，可配合使用左金丸，疗效更佳。

（四）交通心肾法

中医学认为，心主血，肾藏精，心与肾的关系主要表现在精血的动态平衡上。心肾相交，水火既济，心火与肾水升降有序，精血互相转化，成为人精神活动的重要物质基础。反之，如果心火不降，或者肾水不升，心肾达不到平衡，精血互生的状态被打破，出现心火亢盛或肾水积于下，即为心肾不交，则有心烦失眠、急躁易怒，或心情抑郁、思虑过度等心火亢盛的表现，同时伴有头晕隐作、失眠健忘、腰膝酸软、咽干口燥等肾水积下的表现。对此采用交通心肾法对该类病证进行调护，下面推荐几种调畅情志的常用养生方药。

◎ 防风当归饮子 《宣明论》

组　　成：防风、当归、大黄、柴胡、人参、黄芩、芍药、滑石、生姜、炙甘草。

功能主治：滋补肾阴，清化心火，交通心肾。用于治疗心火旺兼肾阴虚、上实下虚之证，症见惊悸健忘、失眠多梦，伴有腰膝酸软、口咽干燥、五心烦热、耳鸣耳聋等。

用法用量：水煎服，日1剂，煎汤至300ml，分两次，早晚分服。

◎ 黄连阿胶汤 《伤寒论》

组　　成：黄连、黄芩、芍药、阿胶、鸡子黄。

功能主治：泻心火，滋肾阴。用于肾阴亏虚、心火亢盛所致的神经衰弱、焦虑性神经官能症、顽固性失眠，伴有心烦不眠、口干咽燥等症。

用法用量：水煎服，日1剂，煎汤至300ml，分两次，早晚分服。

◎ 交泰丸 《韩氏医通》

组　　成： 黄连、肉桂。

功能主治： 泻火养心，交通心肾。用于心火偏亢、心肾不交所致的焦虑抑郁、夜寐不宁、怔忡失眠，伴有胸中痞闷嘈杂，饮食不佳等症。

用法用量： 水丸，口服。一次5～7g，一日2次，早晚分服。

（五）泻火解毒法

中医学认为，心主神志，肝主疏泄，心血与肝血共为精神状态、情志活动的物质基础，共同调节与影响人的情志、思维活动。心血与肝血充足，运行正常，则人的精神活动处于阴阳平和的状态，如果心火亢盛引动肝火，或者肝火旺盛引动心火，则表现为心肝火旺，出现面红目赤、急躁上火、心烦不寐，甚至可见哭笑无常的狂乱状态。因此要重视心肝对于精神的调控状态，采用泻火解毒法对该类病证进行调护，下面推荐几种调畅情志的常用养生方药。

◎ 牛黄解毒片

组　　成： 人工牛黄、雄黄、石膏、大黄、黄芩、桔梗、冰片、甘草。

功能主治： 清热解毒，泻火止痛。用于火热内盛、心肝火旺、急躁易怒之人，症见咽喉肿痛，牙龈肿痛，口舌生疮，目赤肿痛。

用法用量： 片剂，口服。一次3片，一日2～3次。

◎ 黄连上清丸

组　　成： 黄连、栀子、连翘、蔓荆子、防风、荆芥穗、白芷、黄芩、菊花、薄荷、大黄、黄柏、桔梗、川芎、石膏、旋覆花、甘草。

功能主治： 清热解毒，散风止痛。用于上焦内热、暴躁不安、心浮气躁之人，症见头晕头胀，牙龈肿痛，口舌生疮，咽喉红肿，大便干燥，小便黄赤。

用法用量： 蜜丸，口服。一次6g，一日2次，早晚分服。

二、常用药茶/代茶饮

◎玫瑰花、郁金

功能主治： 行气解郁、活血止痛。玫瑰花、郁金芳香行气，味苦疏泄，二者配合泡茶可缓解因肝气郁滞所带来的焦躁忧虑、胸胁胀满、月经不调等症。

用法用量： 玫瑰花、郁金各15g，共3剂。每剂等分10～15份，每天1份，泡水代茶饮。

◎菊花、荷叶、山楂

功能主治： 清热明目，畅达脾胃。菊花、荷叶均有清气散热之功，菊花清肝明目力强，荷叶清心除烦力著，山楂醒脾开胃、活血化瘀，配合泡茶可缓解因肝火旺盛引起的急躁不安、心烦意乱，同时可调理胃肠功能，增肌减脂。

用法用量： 菊花、荷叶各15g，山楂30g，共3剂。每剂等分10～15份，每天1份，泡水代茶饮。

◎黄芪、枸杞

功能主治： 益气养阴，缓解疲劳。黄芪、枸杞均能促进机体代谢、抗疲劳、调节免疫功能，适用于慢性虚损性疾病或年老之人症见气短乏力、记忆力减退、失眠多梦，或伴有腰膝酸软、头晕目眩、自汗盗汗者。

用法用量： 黄芪30g，枸杞15g，共3剂。每剂等分10～15份，每天1份，泡水代茶饮。

◎西洋参、菊花

功能主治： 增强免疫，生津益气。西洋参具有平补气阴、清热生津的功效，配合菊花有反佐之意，防止单用西洋参引起的过于滋腻上火，适用于久病、热病之人因气阴两伤所致的口渴心烦、体倦少气、气短息粗、身热汗多等症。

用法用量： 西洋参10g、菊花20g，共3剂。每剂等分10～15份，每天1份，泡水代茶饮。

◎甘草、浮小麦、大枣

功能主治： 甘润滋养，养神宁神。浮小麦、甘草具有益气养心安神的功效，大枣甘润缓急、益气和中，可用来调理心气不足，症见精神恍惚，常悲伤欲哭，不能自主，心中烦乱，睡眠不安之人，也适用于妇女更年期有上述症状者。

用法用量： 甘草10g、浮小麦30g，共3剂。每剂等分10～15份，每天1份，配1～2个大枣（去核），泡水代茶饮。

第二节　艺术保健法

艺术就是通过特定的媒介符号如音乐、舞蹈、绘画、诗歌等来反映和描述事物及其价值关系的运动与变化过程，通过捕捉与挖掘、感受与分析、整合与运动，对人的情感、精神境界和知识进行训练、感化和升华。艺术作为一种最常见的文化形式，已经与人类生活密不可分。

一、常见的艺术保健方法

（一）书画

中国书画是一种流传千年的传统艺术，运用毛笔等进行书写，注重线条流畅美，或者强调色彩的渲染，通过文字和图画将情感表现出来。人们知道练习书画不仅能够陶冶情操，还有一定的医疗保健作用。查询历代书画家的生卒年月，不难发现他们大多长寿永年：苏局仙110岁，文征明90岁，欧阳询85岁，柳公权88岁，刘墉86岁，赵朴初93岁，张大千84岁等等，不计其数。书画家的长寿很好地诠释了书画的养生保健作用。

令人称赞的书画作品是日积月累而完成的，需要经过时间的打磨，这是一个漫长的过程，如果没有一颗平静的心和持之以恒的坚持，就不会成功，也不会达到养生作用。书画以其独具的特点，磨炼人的意志，令人心态平和，精神内守，使人形神一体，身心和谐。书写和绘画时，人要聚精会神，心无杂念，去营造一种"沉醉"的境界，同时身体要处于放松状态，双脚有跟，双臂轻盈挥动，动静结合，任情挥洒，通过书画疏泄内心想法，达到情志养生的效果。在提笔写字，挥墨绘画的过程中，提笔有紧有松，有转有折，可充分锻炼关节肌肉，起到舒筋活络、疏通气血的作用。

（二）舞蹈

舞蹈是通过肢体语言进行"心智交流"的一种表达艺术，多以音乐为伴奏。舞蹈与其他艺术大有不同，音乐、书画、戏曲等多是在半动半静中进行的，要求脑力活动和动口能力多一些，运动幅度较小。舞蹈则对动作的要求更高一些，但这点与普通运动，如跑步、跳绳等又有所不同，跑步等比较枯燥，身体锻炼部位比较集中，然而舞蹈需要全身的协调性和柔韧性。舞者在运动的同时，精神需要高度集中，他们要记住下一步是应该舒展手臂，还是弯腰扭身，也要记住保持怎样的队形，自己的位置变化等。每一动作都是舞者在心脑配合下完成的。表演过程中，舞者要调动每一块肌肉、全身关节和骨骼，力求达到动作协调、优美。一段舞蹈的结束，等于进行了一次有氧运动，也使经脉相通，心理愉悦，是一个形神一体的保健过程。

（三）戏曲

戏曲，指以语言、动作、舞蹈、音乐等形式达到叙事目的的一种舞台表演艺术，它高度综合了众多艺术因素，并且要求演员唱、念、做、打相互结合，将故事生动形象地表演出来。中国戏曲起源于原始歌剧，经过汉、唐到宋、金才形成了一种比较完整的艺术。中国戏曲以"京剧、越剧、黄梅戏、评剧、豫剧"五大戏曲剧种为核心，还包括河北梆子、川剧、秦腔等，有三百六十多种。

戏曲演员在演唱时需丹田用力，多采用上虚下实的腹式呼吸，才能做到中气饱满，行腔自如。戏曲曲调多高亢激昂，胸部的肌肉和喉部肌肉要同时用力，才能产生较大气流，唱出高音。演员通过演唱的过程可提高肺活量，增强体内真气的运行，从而提高肺和呼吸道的抗感染能力。唱戏还要求演员记住大量台词和舞台动作等，此过程可锻炼大脑的记忆能力，有健脑作用。戏曲表演中，也注重面部表情的把握，有喜有悲，有怒有恐，要求做到"声情并茂、字正腔圆"，可锻炼面部肌肉，促进面部血液循环，使面部红润有光泽。

戏曲也可调节情志。如欣赏一曲梅派《贵妃醉酒》，其所表现的古朴典雅的四平调演唱风格，使人顿觉春意融洽，身心飘逸，感到自身个体、戏曲和大自然融合一片，天地共生，形神合一，为良好的养生方法。又如一段《智取威虎山》，开场武场打击乐，引出管弦乐队前奏曲，将听众带入茫茫林海雪原之中。之后"穿林海，跨雪原，气冲霄汉。"高昂的"汉"字托腔，气势磅礴，描绘了还未露面的杨子荣形象。紧接着马舞引出杨子荣唱"二黄回龙"及"原板"唱腔，倾诉对祖国民族和大好河山的热爱之情。最后一句"捣匪巢定叫他地覆天翻"，又以"翻"字托腔结束，使观者无不受剧情和音乐的感染，如身临其境一般。引人入胜的戏曲可使观众排除心中烦恼与杂念，获得精神上的愉悦感。

戏曲不仅让演员尽情发泄自己的情绪，可以释放压力和强身健体，同时使赏曲者清新悦耳，陶冶情操。

（四）音乐

五行音乐疗法是以中医基础理论为基础，用乐曲、歌曲、乐音等方式调理患者的情志以及脏腑经络气血，从而达到预防疾病、治疗疾病的目的。五音包括角、徵、宫、商、羽，通过中医的五行学说，与中医学的喜、怒、思、忧、恐五志以及心、肝、脾、肺、肾五脏相应地联系起来。其中，心在音为徵，肝在音为角，脾在音为宫，肾在音为羽，肺在音为商，还分别对应五行中的火、木、土、水、金。五行音乐治疗是以中医学理论为指导，利用辨证治疗，让患者听对证合适的音乐曲目，通过欣赏符合人体生理节律的优美音乐，经感觉传导入大脑，并对大脑系统产生作用，使全身细胞活跃起来，同时通过体液和神经调节，达到体内平衡和谐状态的目的。近年来随着多学科综合性研究的兴起与发展，音乐疗法对精神疾病相关的神经系统相关机制研究也成为一个全新的方向，音乐疗法可调节心理状态、生理和病理反应。音乐可调节各种生理反应，如呼吸心跳的频率、皮温高低等，维持人体的内环境稳态。近年来研究发现，音乐可通过作用于人体"下丘脑-垂体-肾上腺"轴（HPA）、自主神经系统等，刺激大脑特定的区域，继而调节生理功能。音乐疗法作为一种新兴的非药物治疗方法，在精神疾病的治疗中应用广泛，日益受到关注。国内一项研究将112例抑郁症患者随机分为联合治疗组、药物治疗组，两组均予抑郁症基础治疗，联合治疗组在此基础上予音乐治疗（乐曲为欢快轻松音乐），疗程为12周。研究结果发现，联合治疗组较单纯药物组效果好，两组比较差异显著，因此判定音乐疗法可以有效地改善抑郁样症状。近些年来，各国对音乐疗法的临床研究也层出不穷，如Bloch有项研究纳入了28例精神分裂症患者，通过音乐疗法13个疗程后，与27例没有用音乐疗法的患者进行比对发现，给予音乐疗法的精神分裂症者脑电波出现8处明显不同，且他们的认知功能得到提高，积极行为较对照组明显增加。

音乐疗法属于非药物疗法，不存在药物不良反应，可操作性强，患者更易于接受。到目前为止，神经精神类疾病的领域已在实施音乐疗法，并发挥着重要作用。

（五）书法

书法也属于一门艺术，它以文字为载体，在书写过程中抒发情感，使人获得愉悦的舒适感，同时还能达到修身养性的作用，久而久之对身心的健康大有益处。书法与中医学同属于中国国粹，一脉相承，互相影响，共同发展。中医学注重阴阳五行、辨证论治，最高境界就是天人合一、形神兼备、动静结合。而中国书法注重疏密开合、浓淡枯湿，审美的最高境界是内容、行笔、情感的和谐统一。中医八纲则有表、里、寒、热、虚、实、阴、阳，方药运用汗、吐、下、和、温、清、消、补；书法中的永字八法有侧、勒、努、趯、策、掠、啄、磔（唐·张怀瓘《玉堂禁经·用笔法》），笔墨强调筋、骨、血、肉、精、神、气、脉。这说明书法与中医学的确息息相通。有关书法与养生的论述有很多，归纳起来有以下几点：

一是养心，即静心、专心、细心、耐心。我们在练习书法时能够忘却一切尘念，全身心投入，"不思声色，不思得失，不思荣辱，心无烦恼"，从而调整呼吸，使身心和谐统一，所谓"字乃心之画"。二是修身，书法家除了注重书写功底，更注意文学修养及个人品格，所谓"字如其人，人品及书品相提并论"。三是悦神，书法家在创作和欣赏作品时那种悠然自得，心旷神怡的满足感往往无法言表。四是健体，在平时练习书法中，身体的姿势非常重要，要求身体中正，神情放松，调节呼吸节律，保持全神贯注的状态。行笔运笔之间手腕、手肘甚至整个身体都能得到锻炼，长久坚持，大脑能够得到锻炼，使精神饱满，延缓衰老，保持身心健康。五是怡情，书法家经常接触文人雅士，阅读的都是一些文学典籍，随时间的推移，这样能够潜移默化地提高一个人的品味，提升气质。正所谓"腹有诗书气自华"。

东汉文学家、书法家蔡邕在《九势》中说："夫书肇于自然。自然既立，阴阳生焉；阴阳既生，形势出矣。"将书法中线条笔画的韵律变化比喻为阴阳的变化。不论是现代书法家还是古代书法家，在书写时往往都"通过墨色、线条、结体的变化，使其有机组合"，从而创造出"宣尼德性，气质浑然，中和气象"（项穆《书法雅言·知识》）的优秀作品来。如果把书法作品比作一个人的话，达到这个艺术境界就是健康的，就是做到了对立统一、协调一致。否则，"太肥则形浊，太瘦则形枯，太藏则体不精神，太露则意不持重"，字就像人一样会因为阴阳失调而生病。这是书法与中医养生的内在联系。

第三节 谈话沟通法

谈话沟通是一种技巧，也是一门艺术，还是一种养生保健方法。通常善于沟通的人在生活和工作中游刃有余，相反，不善交流的人往往会被人忽视，或四处碰壁。我们看到了交流沟通对生活圈的重要性，但往往会忽略其无形中对人身心健康的影响。

如今社会竞争激烈，拙于沟通的人通常性格内向，疏远他人，也被他人冷落，长期如此，内心就会感到孤独，心情感到抑郁，心情变得失落，甚至产生心理障碍，做出一些过激行为，严重影响身心健康和正常的生活。这一类人所需要的心理安慰和疏导要远远大于对药物的需求。所以，为了健康生活，我们要做到多与人交流，培养自己的沟通能力，放松自己的心情，对于患有心理障碍或精神疾病的人群时，要让他们学会倾诉，对其进行有目的的开导，帮助缓解压抑的心情，并克服困难。

一、谈话沟通技巧与方法

（一）中医理论指导下的谈话沟通

怒是指人对某种事物强烈不满的心理表现。多是由于他人做错事，或者行事影响自己而造成。《黄帝内经》云"大怒则形气绝，而血菀于上，使人薄厥"，肝藏血，主疏泄，调节着血液的运行和情志的变化。怒则伤肝，导致肝气郁结，容易发生晕厥、中风、呕血，甚至引发心脏疾病致死。与此类患者接触时，可以悲和喜两种情感来与之沟通。肺在志为悲，属金，金克木；心在志为喜，属火，木生火，火旺可以抑制木，有实则泻其子之意。与有怒气之人沟通时，由于此类人感情变化迅速、突然，用欢喜的交流方式进行谈话已经不太合适，最有效的方法是用悲克之。此处的悲包含两种含义，一种为悲，另一种为卑，即卑微，自卑。首先我们要清楚对方发脾气的原因，及时进行劝解、安抚、无果时我们可以讲一些令人悲伤的事情，使其痛哭，如告知其发怒可能导致的严重后果，会对自己身心和经济等造成损失，甚者过激行为致使自己犯罪等。

喜，即欢喜、高兴、快乐。俗话说"笑一笑十年少"，欢喜有利于身心健康，有延年益寿的功效。当我们遇到欢喜之事时应该懂得分享与交流，分享是互利的，我们传播了正能量，满足了他人的快乐，也让自己加倍快乐，这样我们会感到更加幸福，更加长寿。然而过度的欢喜同样会导致疾病的发生。喜属火，心在志为喜，喜则气缓，过度欢喜会伤及心神，导致精神涣散。另有《灵枢·本神》云："肺，喜乐无极则伤魄，魄伤则狂。"喜乐过极也可以伤肺之魄，损伤肺之皮毛。

过喜伤心者，我们可以采用恐来克制，恐属水，水可以制约火，惊恐可以治疗"喜极"患者。我们可以对症治疗，由"范进中举"的故事可知，交流谈论一些令患者害怕的故事，或者做一些令其惊恐、担忧之事，可以治疗过喜之疾。同时治疗暴喜所致疾病时，应配合药物治疗，要注重调气血、重镇安神，多用酸枣仁、夜交藤、五味子等养血安神、敛肺补心之品。

思曰容，言心之所虑，无不包也，指牵挂、考虑。脾为后天之本，主运化，腐熟水谷精微，主四肢，滋养肌肉。而脾在志为思，《黄帝内经》云："思则气结"，过度思虑会导致消化系统功能障碍，出现食欲差、头晕、皮肤萎黄、身体消瘦，甚至连及心神，致心悸、怔忡等病症。人过度思念常常是由于离家千里，时常挂念家人，或者对已故亲人的怀念，睹物思人，用美好的回忆减缓现实中的痛苦，而不能自拔；再者就是对自己不确定事物的考虑，猜疑，使自己忧虑过度，精神紧张。帮助他人消除思虑过度的情绪并不难，我们应该究其原因，与其沟通，鼓励对方放松心态，使对方明白自己的处境，进行心理疏导，帮助患者树立信心，积极去面对生活。

悲即悲伤，哀痛。悲伤多是因对自己很重要、很有价值的东西突然失去而引起。持续的悲伤会令人感到孤独、失望和无助，甚至会导致人的消化功能和免疫功能下降，也会令精神失常，而形成抑郁症。中医学中悲属金，属肺，过度悲伤会耗伤肺气导致气短乏力等症。火克金，喜属火，喜可以治疗悲。在他人感到悲伤时，我们应该抱有"见彼苦恼，若己有之"的心态耐心劝解和疏导，与其交心谈心。首先了解对方的悲伤原因，对其尽心关怀、关切。在交流时我们要开心自如，营造轻松、自然、欢乐的氛围，如可以适当讲幽默的笑话，适时做一些滑稽的举动，尽可能打造一种愉快的气氛，防止悲伤进一步发展。悲伤者还可以跑跑步、爬爬山，通过适当运动来发泄、释放自己的悲伤情绪。

恐，即恐惧，害怕。英国神学家詹姆士·里德曾说过"许多恐惧都是来自我们对生活于其中的世界的不理解，来自这个世界对我们的控制。"恐惧的本质归根到底是对未来不可预见性的本能反应，甚至可能是对自己未来的悲剧走向可预见性的害怕。恐五行属水，在脏为肾，因此恐伤肾，而肾藏精，主生殖，肾受到伤害，就会出现元气不足，进而出现遗精、遗尿等气虚下陷病症，严重时则会影响正常的生殖功能。在与有恐惧感的人谈话沟通时，我们应该针对患者产生恐惧的原因，用诱导的方式，对其进行思想开导，多与其沟通，助其克服心理障碍。同时，对惊恐伤肾导致气血、阴精亏虚者，应该配合药物治疗，可以运用熟地黄、山茱萸、山药、阿胶、鹿角胶、黄芪、菟丝子等补肾益精、填补气血之品，助其恢复元气。

（二）心理疏导

当今社会科学技术高速发展，生活节奏变得越来越快，人们的压力也随之增加。公司职员多受到工作和家庭两方面压力的困扰，会产生不良的心理状态，甚者导致抑郁、焦虑等病态。企业应该秉承人文关怀的理念，对职工进行心理疏导，多与职工沟通，时刻关注每个人的心理状态，这样才能营造良好的企业环境，进而促进企业发展。天真活泼本该是未成年人的特点，但由于种种因素影响，现今许多孩子患上心理障碍或者精神疾病，学校应多举办交流活动，引导学生树立正确的人生观和价值观，把心理健康疏导与传授知识纳入同等重要的位置，鼓励学生多参与社会实践等活动，积极与同伴交往，多沟通，学会倾诉苦衷、情绪转移、将心比心、换位思考，提升对消极情绪的排遣、疏解能力。医护人员在与患者沟通时，要耐心讲解医疗知识，让患者了解自身疾病、医疗办法以及预后情况，并帮助其树立治疗信心和战胜疾病的决心，使之积极配合治疗，从而促进疗效的提升。

二、谈话沟通中注意事项

语言是传达信息的工具，影响着一个人的情志，此时如何把信息准确、得体地传达给对方并使其欣然接受，营造一种融洽和谐的氛围变得至关重要。而沟通中对象、场合与内容三大要素，相互影响，相互制约，只有调节好三者的关系，才能收获良效，忽视其中任何一点都不能取得满意的效果。

面对不同的人要有不同的谈话技巧，不能不明事理，单方面追求，要懂得适可而止，不要影响他人心情；也要注意谈话内容的环境因素，与他人沟通的内容要与所处的场合、周围环境相一致；交流的同时多掺杂工作和个人情况等因素，盲目地寻求一致，也是难以做到的。在注意以上三要素的前提下，使用正确、精准的言辞是营造良好沟通环境的必要因素。要尽可能避免话语冗长、拖沓，使人产生厌烦的局面；在交流中要注意察言观色，表现出对他人的尊重。既然是相互沟通，双方就要平等对待，学会倾听，不能不允许对方思考，这是极不可取的。

第四节　饮食调治法

民以食为天，自人类出现，饮食就与生活、身体质量息息相关，饮食调治应运而生。中医学将食物和药材分为四气五味，均有不同的性味归经，可以发挥不同的功能作用。中医药食同源理论可以帮助人们合理选择食材，均衡饮食。

一、常用饮食调治方法

人体脏腑正常运行依靠积极情绪活动的推动，异常的情绪尤其是强烈持久的精神刺激可能会导致脏腑功能紊乱，气机失调，从而引发疾病。平时食物调配得当，有益于五脏，可达到用食平病的目的。饮食调治情志有独特的见解和方法，可以从日常饮食习惯入手，调畅气机，舒缓情绪。

二、饮食调治与体质

每个人的身体情况由于先天基因和后天环境的不同，会表现出固有的、相对稳定的不同形态结构和功能活动，这种人类特性即体质。在饮食保健的过程中，我们必须充分考虑体质因素，制定专属的食谱，方能维护身心健康，延年益寿。中医根据阴阳五行的偏重对人的体质进行了分类：平和体质、气虚体质、阳虚体质、阴虚体质、痰湿体质、气郁体质，这些分类可作为不同体质人群饮食保健的指导原则。

平和体质：身体强壮，体态适中，阴阳气血调和，没有寒热之偏，面色红润，目光有神，头发茂密而黑，饮食没有偏颇，身体能耐寒热，脉象从容和缓。此体质在饮食保健中要注意饥则进食，饱则弃食，控制饮食的量，多吃蔬菜水果，五谷杂粮，做到均衡饮食，避食过多寒凉、火热、油腻之物。

气虚体质：表现为平素易感冒，身材消瘦，气短乏力，动则尤甚，性格内向，不耐受风寒等邪。此类人饮食上宜多食补气、健脾食物，如大枣、粳米、山药、扁豆、冰糖、蜂蜜等。

阳虚体质：表现为平素多怕凉怕冷，四肢不温，面色㿠白，多喜偏热食物，大便溏薄，舌淡。此类人饮食上宜多食温热、甘补之品，如干姜、辣椒、牛肉、羊肉、茴香、韭菜等，达到补火助阳，温中散寒的功效；少食黄瓜、苦瓜、马齿苋、藕、番茄、啤酒等寒凉之品。

阴虚体质：表现为平素多感觉口燥咽干，五心烦热，形体偏瘦，喜凉饮，耐冬不耐夏，舌红少苔或者无苔。此类人饮食上宜多食滋阴、滋润之品，如枸杞、黑芝麻、桑椹、银耳、藕、豆腐、山药、瘦猪肉等，少食辣椒、羊肉、核桃等温燥之物；另外，阴虚之人需调养身心，由于阴虚容易动火，故阴虚之人应保持平和的心态，保持安静，戒骄戒躁。

痰湿体质：表现为形体肥胖，气短懒言，口中黏腻，舌体胖大，过食肥甘厚味和喜好饮酒，性格则偏温和。此类人饮食上宜清淡，控制饮食，多吃健运脾胃的食物如山楂、橘子、白萝卜等，同时搭配利水渗湿之品如绿豆、薏苡仁、红豆、冬瓜等；少食肥甘厚腻之品，控制酒精摄入量。

气郁体质：表现为多精神抑郁，沉默寡言，多愁善感，多有胸胁胀痛感，此类人饮食上可多食玫瑰花、月季花、橙子、海带等。气郁之人除了饮食需注意以外，还应多注意调节情绪，保持良好的心态，多与人沟通交流。

三、饮食调治与情志

对中医学来说，人体属于一个整体，所以五脏和五味都与情志关系密切，互相影响。心五味属苦，五志为喜；肝五味属酸，五志为怒；脾五味属甘，五志为思；肺五味属辛，五志为悲；肾五味属咸，五志为恐。由于五味和情志有着密切的关系，那么饮食与情志的联系也就不言而喻。

酸性饮食，如梅，入肝经，具有生津止咳、止泻止痢的功效。怒生肝火，因此梅能够治疗肝火上炎的一系列症状。

苦性饮食，如苦瓜，入心经，具有清心火，解热毒的功效。《滇南本草》言："苦，寒，平。治丹火毒气，疗恶疮结毒或遍身已成芝麻疔疮，疼痛难忍，泻六经实火，清暑，益气，止渴。"对于心火过盛的人，用苦瓜来治疗会有较好的效果。

辛性饮食，如萝卜（莱菔），入肺经，可用来治肺病。萝卜具有止咳化痰的功效，对流感有一定的防治作用。肺五志主悲，肺气的耗伤会引发肺部疾患，此时食用萝卜能起到一定作用。

甘性饮食，如豆腐，入脾经，具有清火散血的功效，思虑过度会伤脾，出现食欲不振、腹胀、大便不调等症状，而过食豆腐有腹胀、恶心反应，莱菔可解。莱菔属于辛味食物，利用五行理论来理解，甘属脾脏，也属土行，土生金。金属肺脏，也属甘味，所以莱菔（肺脏，金）能用于治疗过食豆腐（脾脏，土）引起的不适。

咸性饮食，如海参，入肾经，具有补肾益精，养血润燥的功效。肾主恐，嫉妒的恐慌会消耗肾气和肾精，此时可以食用一些咸性食物来防治恐惧类症状。

香料、红肉食用过多，会出现一些火热烧心的症状，表现为心慌与失眠。湿性品种食用过多，久之会在体内积聚成痰，影响人体健康，这类食物为奶制品、油炸类、糖与油脂类。凉性物品食用过多会损伤脾阳，久之会导致肾阳虚损，患者也会表现出郁闷的情绪。这类食物包括水果、冰凉饮料等。

食用脂肪类：高脂肪含量的膳食比高碳水化合物的膳食更具有平和感。这可能与脂肪和碳水化合物诱导的不同生理变化相关。在高脂肪餐后的1小时内，心率比同等能量高碳水化合物餐后低。在胃肠道中脂肪的神经内分泌反应与碳水化合物的神经内分泌反应非常不同，这或许可以解释不同的生理和心理作用。因此，高脂肪饮食比吃高碳水化合物更使人容易在生理上和心理上获得安宁的状态。

多酚类：水果、蔬菜、香料、茶叶和葡萄酒中此类物质含量居多，它具有抗氧化能力及抗炎活性，备受人们的欢迎。具有明显自由基清除活性的多酚包括来自姜黄的姜黄素和来自绿茶的没食子酸酯。除了其抗氧化和抗炎活性外，多酚还与脑源性神经营养因子（BDNF）的表达增加相结合，有助于逆转神经萎缩和行为缺陷。

茶多酚类：绿茶中的脑源性神经营养因子富含天然的儿茶素多酚，表没食子儿茶素没食子酸酯（EGCG）以其高抗氧化活性、缓解压力以及抗抑郁症状的作用而闻名。

高血压、冠心病、脑血管疾病人群应严格控制饮食热量的摄入，宜食各种蔬菜、谷物、豆制品、鸡蛋清、鱼类、水果等。不宜食的有火腿、蛋黄、海鲜、羊肉等。严格禁止的食物有动物肝脏、肥肉、奶油、腊肉、霉变食物、腌制食物等。甘油三酯较高的患者应禁止食用糖类和点心，胆固醇较高患者应严格控制脂肪的摄入。

四、饮食调治注意事项

（一）注重饮食卫生

古云"病从口入"，饮食的第一个前提就是保证食物的卫生。《论语》提到"食饐而餲，鱼馁而肉败，不食；色恶，不食；臭恶，不食；失饪，不食；割不正，不食。"此处告诫我们不能吃腐败变质的食物，不吃发霉、散发恶臭味的食物。吃水果和炒菜之前要将食物冲洗干净，将农药等有害物质去除，保证食物清洁卫生。家用餐具每次用完要及时清洗，防止细菌滋生。

（二）饮食有所节制

《素问·上古天真论》云："上古之人，其知道者，法于阴阳，和于术数，饮食有节，起居有常……起居无节，故半百而衰也。"饮食和起居活动一样都应该有量的控制，不能随心所欲。暴饮暴食，饮食过多，就会伤及肠胃，导致食积等病。同时也不能过分节制，食物是人体能量的来源，如果能量不足，气血津液亏虚，五脏六腑得不到滋润，机体就会表现出萎靡衰败之象。只有合理均衡饮食才能保证身体健康生长。

（三）健康饮食规律

饮食应该保证一定的规律性，要按需进食。早饭吃得清淡一些，可以喝粥。午饭食物种类尽量多一些，营养均衡，荤素搭配，要吃饱。晚饭要少吃、适量，也宜清淡饮食，有助于睡眠。吃饭时要细嚼慢咽，慢慢品味，保证脾胃平和消化食物，并且有利于人产生饱腹感，不至饮食过多，从而减少肥胖的发生。

（四）良好饮食环境

古人云："食后不可便怒，怒后不可便食。"提醒我们要在良好的环境中进食。此处环境不是单纯的自然环境，而是一种氛围，一种心理变化。饮食要保持乐观的情绪，快乐进食，而消极思想会令食欲减退，因此在进食时我们可以谈论一些开心的事情，或者听一些欢快的曲目，这样有助于食物消化和吸收。

第五节　运动保健法

运动保健是指运用体育理论知识结合医学方法，对人们进行运动指导，发挥舒展筋骨，疏经活络，通调气血，愉悦身心的作用，最终达到增强体质，阴平阳秘，强壮身体，延年益寿的目的。早在远古时期，人类就以舞蹈的方式舒展筋骨，防治疾病。到现代，运动已然成为倍受老百姓青睐的养生保健方式之一。中医运动保健注重精、气、神的保养，主张通过吐纳天地精气，舒展筋骨，通达血脉，凝神守意，达到延年益寿，愉悦身心的目的。

一、运动保健与体质

国医大师王琦教授，其团队继承了古往今来的体质分型原则，结合中医阴阳、气血津液基础理论，通过检索相关文献并进行研究，结合临床实际，最终将人的体质分为平和质、气虚质、阳虚质、阴虚质、痰湿质、湿热质、瘀血质、气郁质、特禀质9种基本类型。每个人应当依据自身的体质情况进行分类，并通过适当的运动来纠正体质偏颇，增强免疫力，平衡阴阳气血津液，最终达到强壮身体、颐养天年的目的。

平和质之人可以采取如快走、慢跑、太极拳、八段锦等有氧运动形式，保持适当的运动量，长期坚持运动，来调动气血运行，达到增强体质、阴平阳秘、颐养天年的目的。

气虚质之人宜选择运动幅度适当、较为缓和的运动形式，如散步、太极剑、健身操、瑜伽、八段锦等，来调理脾胃，通过提高"胃主受纳腐熟水谷，脾主运化水谷"的功能，促进气血津液的生成，逐渐改善体质。避免长时间、大强度的运动，防止过度汗出，来保养元气。

阳虚质之人宜在春夏阳气充足时多进行户外运动，可采取晒太阳、慢跑、八段锦、五禽戏、舞蹈、广播操等有氧运动形式，在外部可吸取大自然的阳光，在内部可通过调动人体阳气，强健身体。需要注意的是，此种体质的人不宜冒雨涉水，进行大强度的运动，以免湿冷及大汗耗伤阳气。

阴虚质之人应在寒热适宜的环境中，采取游泳、瑜伽、太极拳、练习生津咽津的功法等强度适当的运动方式，皮肤干燥的人可适当游泳。要注意避免大汗损伤津液，同时注意给机体及时补充水分。

痰湿质之人宜在午后阳光充足时，采取较为和缓的运动形式，如跑步、武术、瑜伽、健身操、保健功、长寿功等，来调动阳气，祛除痰湿邪气，改善体质。不宜大汗过汗，以免阳随津脱。

湿热质之人应在早晚较清爽的时候，选择中长跑、游泳、瑜伽、广播操、爬山等强度较大的运动来调动全身气血，将多余的水分、热量随汗液排泄出去。运动后应及时补充水分。

血瘀质之人可以采取易筋经、太极拳、瑜伽、广播操、快速行走等运动方式，将有利于调畅气机，气行则血行，加快血液循环，逐步改善血瘀体质。应注意保持适中的运动强度，如果出现心悸、喘憋、胸闷或心前区疼痛、呼吸困难、头部不适等症状，应立即中止锻炼，尽快去医院就诊。

气郁质之人宜经常参加跑步、爬山、瑜伽、打球等运动，也可选择外出旅行或参加集体活动来调畅气机，调节情志，达到心旷神怡、和畅气血的目的。

特禀质之人可选择瑜伽、健身操、气功等运动来激发气血，增强免疫力。做到尽量避免接触花粉、柳絮、扬尘、刺激性食物等，远离过敏原，若发现咳嗽、喘憋等气道痉挛疾病或其他不适症状应立即停止运动。

具体运动保健方法包括太极拳、八段锦、五禽戏、健身操、易筋经、六字诀、太极柔力球等。

二、运动保健注意事项

（一）掌握要领

运动保健时，将调形、调息、调神三者有机结合，以调形为主要目的。保持动作端正到位、圆润灵活、优美连贯来调形；呼吸均匀、细腻深长来调息；精神专注，凝神静息来调神。

（二）循序渐进

练习不可急于求成，不可急躁，应逐步增加运动量，坚持不懈，以期达到良好的养生保健作用。

（三）适度运动

若运动量过小则不能达到锻炼目的，运动量过大不但使机体无法忍受，反而会造成劳损。因此运动应适度，坚持不懈，循序渐进，最终达到保养身心的目的。

（四）合适的时间及环境

运动时间宜选择饭后1～2小时，以傍晚或睡前锻炼最佳。环境应选择光线充足，空气清新的空旷地方，注意避风寒天气。

第六节　按摩保健法

按摩保健是中国传统的健身方法之一，指运用特殊的操作手法在体表和肌肉组织上连续操作，常以穴位按摩为主要方法（如擦涌泉、擦命门等），此外，浴面、摩腹、擦腰等手法也是常见的操作方法。其作用原理主要是通过对特定穴位施术按摩，激发机体经络气血，由此产生的刺激信息通过神经反射，影响人体的神经体液调整功能，发挥通经活络、平调气血、缓解疲劳、促进血液循环、强身健体的作用，从而达到疏通经脉、改善脏腑功能、祛邪扶正、阴平阳秘、延年益寿的目的。按摩保健法作为中医学的一种特色疗法，在治疗情志疾病及作为辅助治疗方法巩固或增强治疗效果方面发挥着重要的作用，具有调养精、气、神的养生保健效果。脏腑推拿，是在中医基础理论指导下，根据脏腑经络学说，在人体体表施以运动推拿按摩手法防治疾病的一种疗法。

一、按摩保健与体质

平和质之人气血充盛，阴平阳秘。可以通过经络穴位来调养五脏，平调气血，疏通经脉，保持平和状态。脾胃为气血生化之源，对脾胃的调护可以起到平调气血的作用。十二经脉最常用的是足阳明胃经，其中最重要且最常用的保健穴当属足三里穴，在犊鼻穴下3寸、胫骨前缘一横指处。此外，横平脐中，旁开2寸的天枢穴也是常用来调理胃肠的穴位。具体操作方法是每天用大拇指或中指按压穴位，每穴操作持续5～10分钟，保持每分钟15～20次的频率，以局部有酸麻、胀痛、发热感为度。由于早上7～9时是足阳明胃经气血运行最为旺盛的时间段，因此建议在此时进行按摩操作。长期坚持，胃肠系统功能会得到明显的改善，同时气血的生化会加强对人体各个脏腑的濡养作用，使人精充神旺，有利于患者继续保持良好的情志状态。

气虚质之人因其正气不足，肺脾肾三脏主气的生成与运行，因此应该补肺理气、健脾益气、温肾纳气。操作方法是：可以用按揉法对气海、关元、足三里、神阙等保健穴位进行操作，增强人体体质。同时，通过按摩肺俞穴以补益肺气，益气固表，增强人体抵御病邪的能力。饭后散步或者按摩腹部，有助于提高脾胃运化气血的功能。摩擦腰部可以补肾纳气。上述操作方法能显著调节患者疲倦乏力、气短等症状以及精神萎靡、过度思虑等情志问题。

阳虚质之人应以补益脾阳、温补肾阳、温化水湿、温通经脉、温行气血等主要治疗原则。可以选择大椎穴、神阙穴、公孙穴、内关穴、申脉穴、关元穴、气海穴、命门穴等补阳穴位。每天用穴位按压工具或拇指按压上述穴位，每个穴位按揉50次，以有酸胀感为度。此外，还可以按揉"阳经之海"——督脉，有通调一身阳气的作用。此外可以在三伏天和三九天选择1~2个穴位施以温和灸，发挥温通经脉、温阳散寒、平调气血的功效，可明显调节患者手足不温、不耐风寒等阳虚表现，调节忧愁、悲伤、抑郁等心神不稳定的情志问题。

阴虚质之人按摩保健宜以滋补肝肾、养阴清热为主。可选三阴交、涌泉、阴陵泉、太渊、太溪等具有补益阴液的穴位。通过按揉、点压以上穴位，可以滋阴补气、改善阴虚患者的体质。其中阴陵泉为滋阴清热的穴位，适用于阴虚夹火的患者，改善患者因阴液亏少出现的燥热症状及性情急躁，时常心烦易怒的情志问题。

痰湿质之人因其"脾主水湿"功能失调，脾阳虚无力运化水湿，导致水分停聚在人体内不能被充分吸收利用，形成痰湿邪气。痰湿质人群宜通过点按或点揉丰隆、阴陵泉、胃俞、太冲、列缺、地机等穴位，发挥健运脾阳、提高脾胃运化水湿能力，达到健脾祛湿的目的。改善患者胸闷、头昏重、精神倦怠等症状，同时有助患者保持良好的情志状态。

湿热质之人因水湿之邪久聚人体，郁而化热出现病理表现。此类型人群按摩操作应以疏肝清肝、利湿利胆为主要治疗原则。应首选足太阳膀胱经的穴位进行按摩操作，促进气血运行，将淤滞在体内的湿热邪气排出体外。可选合谷、阴陵泉、支沟、曲泉、肺俞等穴位进行穴位按摩操作。此法可以改善患者面垢油光、身体困倦、热淋等湿热症状及急躁易怒的情志问题。

血瘀质之人病机为气滞血瘀，血行不畅。可通过按摩促进气机调畅，气行则血行，逐步将瘀血排出体外，发挥行气活血、祛瘀生新的作用。可选取血海、膈俞、肝俞等穴位进行揉按操作。此法可以改善血瘀患者口唇紫暗、肤色晦暗、女性经血中的肿块等表现，同时调节患者易烦躁、易健忘的情志问题。

气郁质之人长期情志不畅，气机郁结。气郁多属肝气瘀滞，气机郁结与肝脏密切相关，因此可选足厥阴肝经的穴位来调节气机，改善患者体质。具体可选太冲、肝俞、行间、后溪、合谷、悬钟等穴位进行按摩。此种方法有调节气郁体质患者的神情抑郁、忧郁敏感、急躁易怒等表现，对治疗梅核气、百合病及郁证有较好疗效。

特禀质是由先天或遗传因素形成的一种特殊体质。因其常发生胃肠道和皮肤过敏，因此治疗应以益气固表、养血消风为原则。首选手阳明大肠经和手太阴肺经的腧穴，具体可选取风门、曲泽、迎香、肾俞、鱼际、尺泽、大陵、神阙等穴位进行按摩操作手法。此法可以缓解患者哮喘、风团、咽痒、喷嚏等症状及因过敏反复发作出现的悲观、消极、胆怯等情志问题。

二、十二时辰与按摩保健

人体的十二经脉，分别对应十二时辰，人体气血随时间变化在十二经脉中有次序地流注运行。若人能顺应十二时辰进行按摩操作，则经脉气血运行正常，脏腑能发挥正常生理功能，有利于达到防病保健、强健身体、增强免疫力、颐养天年的目的。

1-子时：胆经当令（23：00-01：00）

"夜半为阴陇，夜半后而为阴衰"，子时需要重视阳入于阴的变化和胆气的蓄积。"胆者，中正之官，决断出焉"，子时需注重睡眠，使阳气顺利潜入阴，同时运行胆经经气，使胆气充足，头脑清晰，有胆识。可使用点揉、点压等按摩手法对风池、肩井、阳陵泉、风市、膝阳关等穴位进行刺激，能有效调节患者夜寐易惊，惊悸不安，多梦易醒，处事易惊，焦虑不安，优柔寡断等情志问题。

2-丑时：肝经当令（01：00-03：00）

"人卧血归于肝，肝受血而能视，足受血而能步，掌受血而能握，指受血而能摄"，肝主疏泄，体阴用阳，丑时需注重睡眠对肝气的疏通及对肝血的补益作用，使肢体活动有力、明亮双目。"肝在志为怒"，肝经负面情志主愤怒，调肝经可以调节因肝气不舒所致的烦躁易怒，神情抑郁，忧郁脆弱等情志表现，对郁证、梅核气等情志疾病有较好疗效。

3 - 寅时: 肺经当令 (03: 00—05: 00)

寅时是人体由熟睡渐渐进入表浅睡眠的时间段, "脉气流经, 经气归于肺, 肺朝百脉, 输精于皮毛", 肺在体合皮, 其华在毛, 寅时注意调养睡眠, 将有助于对手太阴肺经的养护, 使津液、气血得以输布, 皮毛得以滋养。养肺经可以缓解患者咳喘气短, 自汗畏风, 面白神疲等肺气虚的症状。"肺在志为忧", 肺经负面情志主悲伤, 养肺经可以调节患者悲忧、忧愁的不良情志问题, 找回正能量。

4 - 卯时: 大肠经当令 (05: 00—07: 00)

"大肠者, 传导之官, 变化出焉", 大肠主持传导饮食物, 将其转化为糟粕并排出体外, 为下一步胃的受纳作用打好基础。卯时应顺应大肠经经气而起床, 排出粪便, 保障大肠传导功能正常。大肠经负面情志主懊恼, 可选合谷、迎香、曲池、阳溪、手五里等穴位, 用拇指进行点揉、点压等按摩刺激, 使大肠经经气通畅, 则有助于防治腹痛、腹泻、便秘等腹部疾患, 调节患者因排便困难而出现的懊悔、烦恼、焦虑、无名火等情志问题。若未能顺应卯时大肠经经气的排泄, 则会造成排便困难, 产生便秘、口臭、痤疮、食欲不振、懊恼等疾病。

5 - 辰时: 胃经当令 (07: 00—09: 00)

胃经属阳明经, 胃主收纳、腐熟水谷, 是"脾胃为后天之本"的先决条件。当胃经盛行之时, 胃液开始分泌, 应按时进食, 进而促进脾胃运化水谷精微产生人体所需的气血津液, 供给人体所需的能量与养分。胃经负面情绪主急躁, 可选用四白、天枢、梁门、足三里、犊鼻、丰隆、颊车等穴位进行按揉操作, 并保持良好的早餐习惯, 可以增强食欲, 预防胃溃疡、胆结石、十二指肠溃疡、痤疮等疾病的发生, 同时调节胃经不畅患者的着急、躁动等情志问题。

6 - 巳时: 脾经当令 (09: 00—11: 00)

脾经属足太阴之脉, 脾为后天之本, 此时脾经经气充盛, 脾气散精, 可促进水谷精微输布于四肢肌肉。"脾在志为思", 脾经负面情志主抱怨、委屈, 可对隐白、血海、腹结、阴陵泉、三阴交、商丘等穴位点揉、点按, 巳时养脾经, 有利于改善脾阳不足所致食欲欠佳、头重如裹、身体困倦乏力等表现, 调节脾经不畅患者的抱怨、委屈等情志问题。

7 - 午时：心经当令（11：00-13：00）

"心主正阳"，心为阳中之阳，此时天、地、人阳气逐渐达到至阳之位，之后阴阳交接，阴升阳衰。午时作为阳盛而阴初生的重要时辰，对阴阳顺利交接具有至关重要的作用，此时午休，是不妨碍阳降阴升，保持阴阳交接的好习惯。心藏神，"心主血脉"，"心在志为喜"，心经负面情志主怨恨、仇恨。研究表明，良好的午睡习惯可以养心经气血，减少心血管疾病的发生，缓解心悸、胸闷等心血不足的症状，调节怨恨、仇恨等不良情志问题。午睡时间以半小时为宜，同时可选取少冲、神门、通里、少海、极泉等穴位进行点揉、点按操作。

8 - 未时：小肠经当令（13：00-15：00）

未时是阳盛阴衰、阴渐生的时间。"小肠者，受盛之官，化物出焉"，小肠的功能是将水谷精微转化为食糜，进行充分的吸收，未时是小肠摄取营养物质输布全身五脏六腑的时机，因此，午时摄取营养丰富的午餐是未时小肠经运化的先决条件，应规律饮食，保持良好的午餐习惯。小肠经负面情志主哀愁，可用拇指点揉小海、后溪、秉风、天宗、少泽、听宫等穴位，通达小肠经的经气，将有利于人体对精微物质的消化，预防肠部溃疡，调节哀愁、哀伤等情志问题。

9 - 申时：膀胱经当令（15：00-17：00）

申时，小肠经已经将水谷精微物质输送到全身各脏腑组织，因而此时精力焕发，是人们学习、工作的较好时间。"膀胱者，州都之官，津液藏焉，气化则能出矣"，膀胱是贮藏三焦水液的器官，其通过肾的气化作用将水液转化成尿液并排出体外。膀胱经是一条起源于目内眦，从头部沿后背一直延伸到足趾的经脉，贯穿人体上下，有"足太阳"之称，对人体排毒具有重要的作用。膀胱经负面情志主消沉，注重膀胱经的养护，对人体毒素的排出有十分关键的意义，同时可以调节消沉、郁闷等不良情绪。可选取睛明、攒竹、风门、委中、昆仑、背俞穴进行穴位按摩操作，也可对背俞穴采用刮痧、拔罐疗法进行膀胱经的排毒。

10 - 酉时：肾经当令（17：00-19：00）

酉时随着足少阴肾经盛行，人体进入封藏状态。肾藏精，"肾为先天之本"，肾主生长、生殖，为全身阴阳之根本。肾气充足，则精气旺盛，可以补益脾胃的不足，促进全身气血运行，强身健体。此时是进食晚餐的时间，晚餐宜早，宜少，宜清淡。晚饭后宜漱口，保护牙齿。"肾在志为恐"，肾经负面情志主恐慌，可选取涌泉、太溪、照海、水泉、复溜等穴位进行点揉操作，有利于养肾经，固护人体先天之本，以先天养护后天，增强免疫力，延缓衰老，保养年寿，同时调节肾经不畅产生的恐慌、惊恐、害怕等不良情志问题。

11 - 戌时：心包经当令（19：00-21：00）

戌时，阴气正盛，阳气将尽。心包经属手厥阴经，手厥阴经乃"多血少气，戌时气血注此"，为联络三焦的重要通路。心包是指心脏的外膜组织，可以发挥保护心肌细胞的作用，本经中一个腧穴是膻中穴，当人生气胸闷善太息时，经常按摩膻中穴，会发挥调理气机的作用。心包经负面情志主压抑，戌时可选取劳宫、膻中、中冲、内关、郄门、间使等穴位进行按摩操作，养护心包经气血，调理气机，愉悦身心，调节压抑的情志问题。

12 - 亥时：三焦经当令（21：00-23：00）

亥时为手少阳三焦经当令之时，是阴渐盛的时间。阴主静，此时是准备进入睡眠的重要时间。三焦包括上焦、中焦、下焦，有主持诸气，通调水道的作用，是五脏六腑中最大的腑。亥时三焦朝百脉，若在此时调养身体，进入睡眠，对人体健康大有裨益。三焦经负面情志主紧张，可选取外关、支沟、关冲、阳池、会宗、耳门、丝竹空等穴位进行按摩操作，疏通三焦经气血，调节患者紧张情志。

三、按摩保健调情志的方法

1 - 从肝论治

《素问·五常政大论》说："发生之纪，是谓启陈，土疏泄，苍气达。"肝属木性，其生理功能主要为升发、条达、宣通、疏泄，与气机疏泄、血液流通、情志变化密切相关。如果肝失疏泄，则会出现相应的病理表现。一方面，肝疏泄功能太旺盛，气机升发亢奋导致肝气上逆，出现急躁易怒的表现，症见面红目赤、头痛头胀；二则肝的疏泄不及，肝气升发不足，肝气郁滞，可出现忧郁脆弱、多疑多虑等不良情志，症见胁肋胀满、妇女乳房胀痛。因此要重视疏理肝气的重要性，一般有平肝泻火、疏肝解郁两种治则。

平肝泻火法：按揉三阴交、行间、侠溪，点按双侧太冲，1～2分钟/穴，20分钟/次，1次/日，推按涌泉穴，施擦法以透热为度。具有平降肝火、舒肝理气的作用，对于脾气急躁、上火易怒的患者具有良好的调理效果。

若目赤肿痛明显者，可以点按睛明、太阳、风池、合谷，具有清泻肝火，消肿止痛；头痛头胀明显者，点按百会、头维、风池，按揉太冲、侠溪、太溪，具有疏肝利胆，止痛舒络的功效。

疏肝解郁法：按摩穴位包括率谷、风池、太冲、头维、涌泉、合谷、风府、内关、神庭、百会、中脘、太阳、四神聪、印堂等。揉法，1～2分钟/穴，20分钟/次，1次/日。具有开窍醒神，疏肝解郁，振奋肝阳，气机条畅，调节脏腑阴阳平衡的功效，对焦虑、抑郁症的患者具有较好的调理效果。

胸胁胀满明显者加用按揉法施术于中府、膻中、章门、期门，然后横擦上胸部，斜擦两胁肋部，以有热感为度，具有理气解郁，消胀除满之功；妇女乳房胀痛明显者，按揉膻中、天宗、屋翳、膺窗、乳根，以拇指指尖点按阳陵泉，具有通乳散结、活血化瘀的功效。

此外，可通过点按内关穴与外关穴疏理肝气。操作时，以一手拇指按于内关穴上，同时中指或食指按于外关穴上，按揉内关穴20次左右，然后拇指与食指或中指相对用力，对拿3～5次。两手轮流按拿，保证次数相等。

2 -从心论治

《素问·八正神明论》说："血气者，人之神。"心属火性，其生理功能主要为濡养血脉，主神志，因此与气血运行、人的神志活动密切相关。如果心气血不足，可见对事情淡漠、失眠多梦、健忘痴呆等不良情绪，症见气短无力、面色少华、心悸等。此外，若见痰火扰心，则易有狂躁易怒之症。因此要重视养血宁心的作用，一般有益气养血、镇静安神两种治则。

益气养血：按揉心俞、肾俞、肝俞、足三里，点揉印堂、百会，并用双手拇指分推前额、眉弓至太阳穴，推法施于腹部中脘、神阙、气海、关元，1～2分钟/穴，20分钟/次，1次/日。此法发挥益气养血，补养心脾的作用，对于心脾两虚型的情感淡漠、失眠多梦、健忘的患者具有较好的调理效果。

镇静安神：搓法或按揉脾俞、心俞、胃俞，按揉中脘、天枢、丰隆、足三里，点按内关、神门，1～2分钟/穴，120～160次/分钟，20分钟/次，1次/日。具有清热祛火，清心安神的功效，对于痰热扰心，易躁易怒的不良情志有调节作用。

3 - 从脾论治

脾属土性，生理功能主要为脾主运化、统摄血液、升发清阳，因此与人体津液输布、血液运行密切相关。如果脾的功能异常，主要表现为思虑太重、注意力不集中、健忘迟钝等不良情绪，症见倦怠乏力、面色少华、头晕目眩，或四肢困重、不欲饮食。因此要注意顾护脾的功能，主要有运化脾胃、益气和中两种治则。

益气和中：推法施于肝俞、脾俞，按揉膻中、足三里、关元，点揉百会，1～2分钟/穴，20分钟/次，1次/日。此法具有补脾益肾，调补气血阴阳的作用，能够改善慢性疲劳综合征患者气虚无力、面色少华之症，可以增强体质，提升对于外界事物的积极性、能动性。

运化脾胃：按揉中脘、足三里、梁门、天枢，点按内关、神阙、气海，推法施于肝俞、脾俞，1～2分钟/穴，20分钟/次，1次/日。此法具有调理中焦，运脾和胃的作用，能够缓解功能性消化不良脾胃虚弱者食欲不振、肢体困重乏力等症，可开胃消食，调动脾阳，调节忧虑不安等不良情志，提高患者对于生活、工作、学习的热情及参与程度。

4 - 从肺论治

肺属金性，肺的生理功能是主呼吸、宣降气机、朝百脉、通调水道。如果肺的功能失常，肺气郁闭，失于宣畅，可见胸胁胀闷，善太息，肺气不降，则全身气机失于通达，脑神失通，因而产生悲伤欲哭等抑郁病症，或伴有咳喘无力、自汗气短、呼吸浅表，甚至影响肺脏助心脏运行血液的功能，会使心血运行不畅，出现心血瘀阻，心前区刺痛明显，加重悲伤等不良情绪。因此要注意调养肺气，主要以疏理肺气为治则。

疏理肺气：按揉肺俞、肾俞、脾俞，指按天突、膻中，点按风池、肩井，以捏法或擦法施于大椎，以患者能忍受为度，手法力度由轻到重，1～2分钟/穴，20分钟/次，1次/日。具有宽胸散结，宣降气机的作用，能够明显改善患者咳喘、气短的症状，一定程度缓解悲伤等情绪带来的负面影响。

5 - 从肾论治

肾属水性，其生理功能以封藏精气、调节津液代谢、摄纳清气为主，其在志为恐，与人的意志联系紧密。如果肾的功能异常，以肾的精气亏虚为主，主要表现为易受惊吓、噩梦频作、小儿智力低下、注意力缺陷多动障碍，成人思维涣散、记忆衰退、身形早衰、老年痴呆等。因此要注意肾精的养护，主要以补肾固精、育阴潜阳为治则。

补肾固精：点按或用擦法施于印堂穴，按揉气海、关元、肾俞、足三里、太冲、筋缩，惊恐明显者，点揉太冲、神门、四神聪，1~2分钟/穴，20分钟/次，1次/日。此种操作方法有补肾益精，镇静息风的功效，对于脾肾亏虚，多梦易惊的患者，可以改善睡眠，提高工作效率，调节惊慌不安的情志问题。配合艾灸施于相应穴位，效果更佳。

育阴潜阳：按揉神门、太溪、太冲、侠溪、三阴交，点按百会、风池，小儿可重点加按肾俞、心俞、肝俞、脾俞，擦肾俞、命门，1~2分钟/穴，20分钟/次，1次/日。此法可发挥安神定志、益智健脑的作用，改善小儿注意力不集中、多动等症状，提高记忆力和思维定力，对于老年痴呆有一定的防治作用，同时注意加强教育与引导，及时纠正不当行为，有助于良好的行为习惯及学习工作能力的培养。

四、按摩保健注意事项

（一）注意卫生

操作前的准备：要注意修剪指甲，不涂染指甲油，洗手消毒，摘掉手镯、手表、戒指等有碍操作的首饰，保持双手温度适宜。

（二）谨守医德

操作者应认真仔细，耐心与患者交流，态度应温和，提高患者依从性。

（三）取穴准确

操作者应掌握穴位的定位及按摩手法，保证取穴正确，操作手法准确。

（四）合适的按摩体位

为使操作顺利开展，医生和患者要采取恰当的体位和姿势，患者保持心态平稳，放松全身肌肉，做到身心放松的状态。

（五）循序渐进

施术者应根据患者忍耐程度，手法力度应适中，推拿力量由轻逐渐加重。

力度过小、次数过少、穴位过少达不到预期效果，力度过大易损伤患者局部。推拿穴位可逐渐增加，按摩次数可由少到多。

（六）注意按摩时长

按摩时间以每次20～30分钟为宜，建议早晚各操作1次。12次为1个疗程。

（七）注意按摩禁忌

当患者发热、情绪激动、饱食、过饥、过劳时，不宜立即进行按摩操作；伴有严重疾病或处于疾病急性期（如肿瘤，急性炎症，关节脱位，结核，皮肤破损、溃疡等），避免对患部进行按摩；妇女经期和妊娠期不能进行下腹部的按摩操作。

（八）注意避风寒

按摩时宜避风寒，适当增添衣被，以防感冒。诊室温度应适宜，避免当风。

（九）按摩介质

为提高按摩疗效，避免损伤皮肤，在按摩操作时可选用一定的润滑剂，如滑石粉、凡士林膏、香油等。

第七节　药浴熏洗法

药浴法是中医学的外治法之一，即用药液洗浴全身或身体局部的一种疗法，其中沐洗全身称为药水澡，沐洗局部又有熏洗、烫洗、坐浴、足浴之分。近年来，药浴除了作为疾病治疗的辅助疗法外，作为一种养生方式也越来越受到人们的关注。清·吴谦在《医宗金鉴》中从外科角度对药浴法进行了概括，认为"洗有荡涤之功，涤洗则气血自然舒畅，其毒易于溃腐，而无壅滞也"。药浴养生的药理作用主要是药物通过全身或局部的肌表，渗透吸收，并循经络血脉到达脏腑，由外而内，由表及里，进而发挥解表散寒、清热解毒、活血化瘀、消肿止痛、通行气血等作用。现代药理也表明，药浴能提高血液中某些免疫球蛋白的含量，增强机体免疫力，提高对于疾病的抵抗能力。

一、药浴对情志的调节作用

（一）改善内分泌失调

内分泌与情志关系密切，各种原因导致激素水平失衡，就会出现内分泌失调，表现出气机失调的病理状态。研究表明，肝气郁滞与神经内分泌系统有密切的联系，HPA轴是神经内分泌系统的重要组成部分，可以调节机体应激反应。HPA轴功能亢进，则容易引起抑郁、焦虑、记忆和注意缺损等情感或行为障碍。药浴法可将药物成分通过皮肤腠理和经络的渗透，进入体内血管，并因此平衡机体酸碱度，改善内分泌失调，缓解焦虑紧张的状态，同时调理因肝郁导致的相关疾病。

（二）提升睡眠质量

药浴通过对药物及热量的渗透作用，舒缓皮肤表面毛细血管，促使血管扩张，改善全身或局部血管血液充盈状态，使脑神经得到放松，进入抑制状态，促进睡眠，提高睡眠质量，起到安神的作用，从而调节神经、体液、循环功能，改善相应各组织器官的活动以增强机体的抗病和修复能力。

（三）排出体内毒素

药浴所用药物多具有活血化瘀的功效，通过水合作用的扩散和渗透，药物活性及有效成分得以挥发，机体对于药物及热量的不断吸收，引起血管扩张，促进血液及淋巴循环，加速机体功能代谢，有害物质随着汗液、尿液等代谢产物排出，同时促进胃肠蠕动，促进粪便排出，减少胆固醇及尿酸等毒素根源，减轻身体负担，使人身心得到舒缓。

（四）缓解疲劳、改善肌肤状态

药浴使药物有效成分通过毛细血管进入体内，对于皮肤组织有直接的舒缓作用，同时可以降低神经末梢的兴奋性，松弛肌肉，镇痛消肿。研究表明，某些药物含有多糖、氨基酸、维生素、多种微量元素及挥发性成分，容易被皮肤吸收，可以改善肌肤粗糙、老化状态，保持肌肤水分，调节神经衰弱，改善疲劳与压力，提高对于工作学习的热情与积极性。

（五）增强个人体质

坚持规律地进行药浴，可增加体内含氧量，进而改善细胞携带能力，调整机体的细胞免疫功能，以提高机体综合免疫力。

二、常用药浴方药

（一）清心养神方

首乌藤30g，远志30g，合欢皮30g，盐柏20g，黄连10g，肉桂5g。诸药于冷水中浸泡15～30分钟，水煎去渣并加入3000ml热水，倒入足浴盆内，药液温度为35～40℃，睡前浸泡双侧膝关节以下肢体，每日1次，每次药浴时间30～40分钟，患者自觉后背发潮或者额头微微出汗即可。具有清心降火、养心安神的功效。

（二）养血安神方

党参20g，炒白术15g，当归20g，山药15g，炒枣仁15g，远志15g，砂仁15g，丹参20g，合欢皮20g，夜交藤20g。久煎取汁700ml，每天取100ml，兑水1000ml，睡前浸泡双侧膝关节以下肢体，水温控制在35～40℃，以舒适为宜，每次药浴时间为30～40分钟。具有益气健脾、养血安神的功效。

（三）升阳行气方

黄芪15g，桂枝、柴胡、艾叶各10g，甘草3g。久煎取汁300ml，兑水1000ml，睡前浸泡双侧膝关节以下肢体，水温控制在35～40℃，每次药浴时间30～40分钟。具有疏肝行气、升举阳气的功效。

（四）疏肝解郁方

红景天100g，柴胡60g，当归60g，苍术60g，乳香30g，没药30g，麻黄30g。上述中药磨成粉，取100g置入木桶中，加入38～40℃热水浸泡备用。饭后1小时洗浴，时间约30分钟。具有疏肝解郁、缓解疲劳的功效。

（五）健脾和胃方

党参15g，白术15g，茯苓15g，木香6g，陈皮15g，半夏10g，砂仁6g，炙甘草6g,生姜15g,大枣10g。上述中药磨成粉,取100g置入木桶中,加入38～40℃热水浸泡备用。饭后1小时洗浴,时间约30分钟。具有健脾和胃、降逆止呕的功效。

三、药浴注意事项

煎药方法:将药物放在锅内加水进行煎煮,或将药物粉碎后以纱布包裹,放入锅中煎煮。加清水量适中,先浸泡1～2小时,煎煮40分钟,然后将药汁倒入盆中,待水温适中时进行洗浴。

药浴室温要求保持在25～28℃为宜。全身药浴前,必须以淋浴洁身,以保持药池干净卫生。药浴后用温水冲洗干净,擦拭皮肤,及时穿好衣服,预防感冒。局部药浴同样需要先用清水冲洗相应部位。对于调养情志进行的药浴,水温应保持与体温相当,或稍低于体温为宜,药浴温度过高或过低容易刺激神经,引起机体兴奋,不利于养生。

药浴时建议使用先熏后浴之熏洗法。全身沐浴时,水位宜在心脏以下,在身体适应温度后,再缓慢浸泡至肩位。洗浴时间不可太长,以免出汗过多,体液流失过大,或者皮肤血管充分扩张,体表血液量增加,出现眩晕或晕厥。若发生上述情况,应及时离开浴盆,平卧休息,同时给予糖水进行补液。

全身药浴的时间应尽量避开饭前、饭后的半小时内。饭前药浴,胃肠空虚,沐浴时若出汗过多,容易导致体液流失过甚,引起虚脱。饭后药浴,容易造成胃肠内容物积滞,血液流通减缓,引起胃肠道不适,出现恶心呕吐、胃痛等症状。舒缓情志、调节睡眠的药浴建议在睡前1小时左右进行,以达到养心安神的功效。

患有严重肺功能不全、冠心病、心衰、心肌梗死、动脉硬化、高血压病的患者,及有出血倾向、妊娠或经期女性,需在家人陪同下进行药浴,洗浴时间不宜过长,温度也尽量保持在与体温相当水平。

第五章
香疗与情志养生

第一节 香道与香疗文化概述

一、香道文化的历史源流

香是大自然的产物，源于谷物之香。如《尚书·君陈》讲道："至治馨香，感于神明。黍稷非馨，明德惟馨。"《说文解字》这样描述香：香，芳息。字形采用"黍、甘"会义。《春秋传》言："黍稷馨香。"所有与香相关的字，都采用"香"作偏旁。德行之香至高，非黍稷之香气可比。"香"字，由禾与日组成。大自然中的植物借天地日月之精华，在自身中产生芳香气味并将其散发出来即是香。香与人的生活密切相关，早在人类最初的时候，原始人类在顺应大自然的同时，就开始接触大自然植物释放的香味。上古时期人们就发现艾叶、苍术、柏香都是草药，有着芳香气味，庆阳地区古今有用柴胡等药水洒扫房屋，俗话叫"安置地方"。《山海经》是古代的地理著作，里面记载很多香草的使用，比如荀草又叫美容草，佩戴可以使人皮肤白嫩，身材匀称。随着人类文明的发展，在吃、穿、住、行各个方面，香渐渐成为人们生活必不可少的一部分。

道最早的解释来源于《黄帝内经》，言："阴阳者，天地之道也，万物之纲纪，变化之父母，生杀之本始。"《周易》曰："一阴一阳之谓道。"两者都是讲道的基本内容。道性道体的内容完善于老子的《道德经》，老子阐释道的核心观念是"人法地，地法天，天法道，道法自然。"后来渐渐形成了一个庞大的道学体系，这就是历史上的道家文化。香是大自然赋予人类的无形的芬芳物质，人类经过数千年的生活实践，将香广泛地运用到生活的每个角落，逐步完善为一个文化体系。它能够凝聚民族情感、传承文化历史、延续社会活力，这就是使香能够在历史上成为道的原因。香道发源于中国，庆阳是黄帝的摇篮地，也是香道的发源地，其民间传承的香包已被列入国家级非物质文化遗产。

中国香学之道是一个系统的学说，是华夏祖先在几千年的生活实践中逐步形成的，它融合有哲学思想、文化、医学、药学、养生、美学、工艺制作等诸多学科。中国香道的基本特征是它的自然性与社会性，在认识自然的基础上，遵循客观生物的存在，通过人的生理和精神体验，确立了自然生物的香性与人体的直接联系。我们的祖先通过对各种香型植物的特征鉴定，将植物的香型与人的生活方式相融合，从精神与生理层面与大自然和谐共存，体现了"道法自然"的法则。

香道是一种文化，能够使人类的精神道德得以升华。香道的"道"有天然、道德的含义，既具有自然的味道，又有人性的味道。植物芳香通过人的呼吸进入人体，沁人心脾，天然的芳香能使人产生愉悦的感觉，让人精神放松，内心舒适。香道充满着人情味，它让我们享受天然的美，又暗示我们不断创造生活的美。香道又指香气艺术，它包括研究香料的熏点、涂抹、喷洒等，香道配合具有艺术性的香具，创造出具有历史性的文学、哲学、艺术作品，丰富自身的文化底蕴。孟子曰："香为性，性之所欲，不可得而长寿。"孟子不仅喜香，而且对香有很深刻的认识。儒家文化博大精深，用"香"则更加提升其境界、赋予其内涵，自孔子"比德"出现后，各种香草也被赋予了道德特征——兰花的高洁象征君子、菊象征隐士、莲代表高洁清廉。香成为衡量道德行为的标准，真正道德高尚的人周身能够散发出本性之香，这就是古人谓之的"明德惟馨"。

二、中医香疗文化

中医香疗是以中医药理论为基础，借助芳香物质所特有的生理和心理方面的治疗功效，将芳香药物制成适宜剂型，通过按摩、外涂、艾灸、熏香、内服等方法作用于局部或全身，以预防、治疗或康复疾病的一种传统自然疗法。中医香疗重视把握整体健康状态，突出个体化，重视治未病，治疗方式灵活，疗效肯定，保健养生作用突出，具有简单、方便、廉价、效果好等诸多特点，临床应用非常广泛。

中医香疗是中国优秀的传统文化资源。香疗文化是中华民族在长期的历史进程中，围绕各种香品的制作、炮制、配伍与使用而逐步形成的能够体现出中华民族的精神气质、民族传统、美学观念、价值观念、思维模式与世界观之独特性的一系列物品、技术、方法、习惯、观念。这种文化传统将自然科学和人文艺术相融合，丰富和美化人们的生活，从而能帮助人们祛秽致洁、安神养心、调和情志、防病治病。纵观香疗文化发展史，其主要涉及宗教、民俗、文学等方面。

（一）中医香疗与道教

在道教中，香被称为药，是修行的必要辅助品。道教认为天然香疗吸收了天地之精华与自然之灵气，清静至要。道教所用香大概有十种，分别是返风香、七色香、逆风香、天宝香、九和香、天香、降真香、百合香、信灵香和反生香，各种香均有不同的寓意，道教对不同场合使用的香都有明确的规定。

在道教修炼方法中，香汤沐浴是重要方法之一。道教专门定了"沐浴吉日"，告诫修行者按照黄道吉日去沐浴道场，通过沐浴达到养生保健的作用。道教沐浴的香汤，通常以五种香疗调配而成，俗称"五香"，是从兰草、白檀、白芷、桃皮、柏叶、沉香、鸡舌香、零陵香、青木香等多种香料中选取五种进行调配，形成五香汤，以期达到洗涤身垢、外以净身、内以净心、预防疾病的目的。道教持香修道重在启发心智，具有一定的精神寓意，指引人的心灵达到超自然的境界，从而使人的心灵得以解脱，获得"心"香。

（二）中医香疗与佛教

"香为佛使""香为信心之使"，佛教创教开始，佛教用香随即而生。佛教中，除了用于熏烧的"烧香"，香料制作的香水、涂在身上的涂香、研成粉末的末香等都是常用的供品，其中香水还用于浴佛，是一种很高的供养；香不仅供在佛像前，还用于供奉经书；把香料掺入涂料中粉刷佛殿的堂柱门窗，在重要的场所和家中还常泼洒香水供香。

佛教认为，香不但能治疗疾病，而且能影响人的情绪，开启人的智慧，使人精进修行，领悟佛法。经书记载，佛于说法之时，周身毫毛孔窍会散出妙香，而且其香能普熏十方，震动三界，故在佛教的经文中，常用香来譬喻正道者的心德。佛教把香引为修持的法门，借香来讲述修心之法与佛理。佛教中有香严童子之名——"由悟香尘，严净心地，得童贞行，故名香严童子"。所以说，佛教中的香不仅有净化空气、祛除污秽、治疗疾病等功效，而且可以庄严道场、超脱世俗、浸润修行者的心，使人清心定意。佛法把香的境界从世间的用香升华到见香成佛的无量境界。

（三）中医香疗与民俗

回顾中华民族几千年文明史，人们普遍视瘟疫为上天所降的"灾疫"，是一种警讯。民间常会利用各种节庆举行焚香驱疫仪式，通过外用或内服各种芳香药，以期达到除瘟消灾的作用。如孟元老的《东京梦华录》卷八记载："端午节物：百索、艾花、粽子、白团、紫苏、菖蒲、木瓜并皆茸切，以香药相和，用红梅夹子盛裹。自五月一日及端午前一日，卖桃、柳、葵花、蒲叶、佛道艾，次日家家铺陈于门首，与粽子、五色米团、茶酒供养，又钉艾人于门上，士庶递相宴赏。"由此可见，宋朝端午节民俗古朴，所用香料种类甚多，并且重视艾草的使用。另外，在其他传统的中国节日当中也会用到香，如除夕春节祭祀祖先要烧香祭拜；中秋节有赏月闻香、吃月饼、喝桂花酒等民俗；重阳节有佩戴香包、饮香酒等祛邪的习俗。

（四）中医香疗与文学

中国古代文人用香也很广泛。写诗填词用香提神，抚琴赏花焚香填雅，宴请宾客焚香增气，独居静坐伴香静心。可以说，焚香是中国古代文人墨客日常生活必不可少的一部分。在古代，品香与插花、挂画、斗茶一起被称为"君子四雅"，是古代上流社会富贵人家优雅生活的四大闲事。文人不仅用香于生活中，更将香写于诗词歌赋之中，来表达自己对香的喜爱。从《诗经》《离骚》到《西厢记》《红楼梦》，古代文人尽情地赞美香，留下了大量的咏香诗文。先秦时期，有"至治馨香，感于神明；黍稷非馨，明德惟馨"（《尚书》）；"椒兰芬蒀，所以养鼻也"（《荀子·礼论》）；"浴兰汤兮沐芳，华采衣兮若英"（《离骚》）。这些典雅的诗文充分展现了古代诗人对香的喜爱与赞美。《红楼梦》是中国古典小说的经典作品，其中就有许多有关用香的描述，如其中记载的香有多种，有藏香、麝香、梅花香、安魂香、百合香、檀香、沉香、冰片等。《红楼梦》中记载的第一剂药方是冷香丸，用来治疗薛宝钗的热毒之证。同时冷香丸重点在一个冷字，巧妙地体现出薛宝钗的性格与命运，以药喻人，寓意深刻。

第二节　中医香疗的兴起与发展

中医香疗经历了漫长的发展过程，从芳香植物的发现到医药经验的积累，再经过不断的总结形成了独特的香疗理论体系，并不断完善和发展，在不同的历史时期都展现出不同的发展特点。

（一）远古至先秦时期

远古时期，原始人在顺应自然的同时，烤火取暖、煮食或点燃篝火防兽，选用植物作燃料，在不断的实践中发现有些植物在燃烧时可以散发出芳香气味，闻吸后会使人心情舒畅，精神放松，慢慢地原始人开始总结、收集，这可能就是中医香疗的起源。

夏商周时期已经有了关于中医香疗的记载，殷商甲骨文中记录了芳香药物及中医香疗专职人员的分工，甲骨文中的"香"，形如"一容器中盛禾黍"（禾黍边有小点，表示黍粒），指禾黍的美好气味。周代已有熏香、采香的习俗，如《诗经》有"采艾"等采集香药的诗歌；《周礼》有以"莽草熏之"等熏香防治害虫的描述。

春秋战国时期，中医香疗已经开始丰富发展，《山海经》中收藏有百余种芳香药材，其中有熏香、药、桂、芎䓖等，并且记载通过佩戴香包可以祛疫疾，是描述佩香疗法较早的文字记载。艾在此时也已经逐渐被人们所熟知，如《孟子》中记载有"七年之病，求三年之艾"，《庄子》中有"越人熏之以艾"的说法。屈原《离骚》里所记的香草就是那个时期人们常用的香料，多用香草做佩物或用香草煮汤洗浴或点燃香草熏室。

（二）秦汉至晋唐时期

中医香疗从秦汉时期开始逐渐形成自己独特的基本理论。华佗的《中藏经》描述了用绛囊盛安息香来防治瘴疟、时气等疾病；《神农本草经》收集了东汉以前的药物365种，是一本较全面的药物学著作，其中芳香药物占10%左右；《黄帝内经》记载有醇酒蜀椒姜桂方（醇酒、蜀椒、干姜、桂心），以棉絮、布巾浸药酒，用生桑炭炙，以熨寒痹所刺之处。

晋唐时期，中医香疗已经基本发展成熟，香疗理论也越来越丰富。在这一时期，芳香药品的种类增多，并增加了许多新发现药物和外来药物，如《新修本草》记载有苏合香、阿魏、龙脑香等外来香药，并且一直到现在，应用仍然很广泛。中医香疗方法在此阶段已经开始不断丰富，有香薰法、香熨法、香佩法、香枕法，《肘后备急方》记载香薰法所用的艾经点燃后，可以直接作用于患处，有燥湿、祛秽的作用。此外，香疗方剂逐渐增多，《千金方》中所载甚多，其中《千金翼方·卷第五·妇人》一文中载有香方六首，"薰衣香方"由薰陆香、藿香、甲香、詹糖、青桂皮等药组成，其制作过程也很有讲究，将药研细混匀，干湿适度，一是便于香气散发，二来使用时间延长。

（三）宋元至明清时期

中医香疗在理论、实践、管理储存、使用方法、制作流程等方面都得到了全面的快速发展。主要体现在：第一，重视芳香药物的管理。宋代为了有效管理香疗的进口贸易，北宋祥符年间政府设置专门用来管理香药的香药库，掌管出纳外来香药、宝石等物；宋代庞元英在《文昌杂录》中记载："宋真宗时，宫内有28个香药库，用来贮藏各地进贡的名贵香料。"第二，香药品种大量增多。宋初《开宝本草》和《证类本草》等本草著作收录百余种香药，其中常见的有艾叶、麝香、乳香、龙涎香、沉香、檀香等数十种；到了明代李时珍的《本草纲目》更是广搜博采，极大地丰富扩充了香药品种，其中记载有"香木"类药材35种，"芳草"类药材56种，同时还分别详细地介绍了涂法、擦法、敷法、扑法、吹法、含漱法、浴法等多种芳香疗法的给药方式，香疗药材在这一时期得到了快速的发展。第三，香疗方剂广泛使用。《太平圣惠方》中以香药命名的方剂如乳香丸、沉香散、木香散、沉香丸等大约有120种；《圣济总录》中则以香药作丸散汤剂居多，仅"诸风"一门即有乳香丸8种、乳香散3种、乳香丹1种、木香丸5种、木香汤1种、没药丸5种、没药散2种、安息香丸2种、肉豆蔻丸1种；《普济方》中专列了"诸汤香煎门"，收集97方，较全面地总结了15世纪以来中国香疗经验，并详细记载有各个方药组成、制作、用法等。第四，中医香疗理论深化发展。清代"外治之宗"吴师机撰写外治法专书《理瀹骈文》，主要阐述中医外治理论，进一步深化发展了中医香疗理论，在中医外治法这一方面做出了巨大贡献。吴氏的外治法是以中医阴阳五行理论为指导，强调人体的整体性，既要分辨阴阳，又要重视病因病机的转变，审证求因，辨证用药，从而达到内病外治的目的。外用药物主要有两类，一类是膏药，依据处方经特殊的方法熬制而成；另一类是末药，即将药物粉碎成末状直接外用。吴氏外治膏药常用的组方药物以气味芳香类为主，有利于刺激体表与穴位，增加渗透能力，畅通经络。

（四）近代中医香疗的发展

近年来，中医香疗发展迅速，不仅在临床广泛应用，也开展了大量的药理和疗效研究，带动了芳香产业的迅速发展，主要在两个方面。

1-临床研究

作为补充和替代医学中的一个重要门类，中医香疗已成为祛病保健、调理情绪、增强活力、美容塑身的有效方法。王克邪等通过临床观察发现植物精油穴位按摩联合中药治疗慢性前列腺炎的疗效较佳，可明显缓解患者的临床症状，且安全易行。耿俊颖通过观察发现，芳香疗法结合音乐干预能缓解直肠癌术后化疗患者疼痛和负性情绪，改善睡眠质量。李衡等发现芳香疗法能有效改善和缓解老年人的睡眠质量且按摩疗法比嗅吸疗法效果更明显。董慈等推荐临床将芳香疗法作为补充疗法，用于改善躯体疾病相关性失眠的症状。侯慧先等发现音乐疗法和芳香疗法应用于针灸减肥中，可以舒缓患者因针刺疼痛而引起的紧张情绪，排解患者的焦虑、恐惧状态，增加临床依从性，保证针刺治疗的顺利实施，提高针刺减肥的疗效。

2-芳香产业的蓬勃发展

近年来，我国芳香产业发展十分迅速，目前已形成芳香植物种植、芳香产品深加工及中医香疗健康服务等多方面的产业格局，涉及医学、农业、林业、日用化工、教育、旅游观光、运输、经营等多个运输领域；芳香产品的应用也从传统的SPA馆、美容美发、医药保健、食品化工等行业，延伸到医疗养生保健、自然疗法、芳香食品、运动及芳香器材、教育、遗传基因信息等诸多方面。

第三节　香疗对情志的养生保健作用

精神情志是在人体脏腑气血正常运行的基础上产生的特有的生理心理活动。《黄帝内经》中特别强调情志养生在人一生中的重要作用。它认为养生首先要养神，并且这样说："一曰知治神，二曰知养生。"可见，养生首当调神，其次调身。因为神乃一身之主，心神安定，神识自然，心神调和，则脏腑功能正常，气血和平。《素问·上古天真论》："适嗜欲于世俗之间，无恚嗔之心。行不欲离于世，被服章，举不欲观于俗……以恬愉为务，以自得为功，形体不敝，精神不散，亦可以百数。"说明调摄情志在养生中的重要作用和地位。

一、香疗在古代的应用

从古至今，历朝历代的养生家在长期的养生实践中认识到：人的精神心态，保持清静、乐观、坚强、开朗，才能有益于健康长寿，香疗在养生中起到了重要的作用。在中国古代，上至宫廷贵族，下至普通百姓，用香都是人们享受生活，陶冶情操不可或缺的一部分。

古时候人们焚香以享高雅，又以彰显贵族们的高贵身份。从先秦到宋代，香疗广泛用于生活中。从官员到普通百姓，用香成为日常生活不可缺少的部分。熏香可以让人心情平静、愉悦，使人们可以享受生活、养神养生。在防病养生方面，汉代华佗曾用丁香、百部等药物制成香囊悬挂在居室内，用来预防肺结核病。现代流行的药枕之类的保健用品，都是沿袭了华佗传统香疗的方法以制成。明代医家李时珍用线香"熏诸疮癣"，而在清朝医药档案中，慈禧、光绪御用的香发方、香皂方、香浴方等更是内容丰富。

香疗在中医学中可以算是外治法中的"气味疗法"。通过燃烧各种木本或草本类的芳香药物，其产生的气味可以用来杀菌消毒、醒神益智、宁心安神、顺畅呼吸。中医学也有运用植物熏蒸法治疗各种疾病的记载。在端午节，大家纷纷挂香袋、戴艾蒿、斗百草，在唐代更有品香、闻香、斗香之说。从《黄帝内经》到《本草纲目》，对中药植物的芳香气味的医用功效的研究开发更是中华医学几千年形成的取之不尽、用之不竭的宝贵财富。

《素问·上古天真论》指出："恬淡虚无，真气从之，精神内守，病安从来。"清·程履新《程氏易简方论》云："恬者，内无所蓄；淡者，外无所逐；虚无者，虚极静笃，臻于自然。"恬淡虚无指生活淡泊质朴，心境愉快宁静，外不受物欲之诱惑，内不存情虑之激扰。香疗本身就可以让紧张的心神得以放松，然后更进一步使我们做到恬淡虚无，无恚嗔之心，无思虑之患。"嗜欲不能劳其目，淫邪不能惑其心。"则神守于内，形全于外，真气存内而不外耗。故能防病于未然，"年度百岁而动作不衰。"我们平时通过香疗可以使思想清静，调畅情志，使精气神内守而不散失，保持人体形神合一的生理状态。

二、香疗与情志

七情喜、怒、忧、思、悲、恐、惊，皆可导致疾病的发生。情志活动的失常，可以影响五脏功能，导致气机紊乱而产生疾病。香疗在情志养生当中发挥着重要的作用，可缓解情绪紊乱，疏解不适心情，稳定心理状态。

喜一般来说是有益于健康的，但是暴喜过度，又可使心气涣散，神不守舍，致使精神不集中，甚则失神狂乱。对于容易大喜大笑的患者来说，适当的香疗可以缓解激动的情绪，使心情恢复平稳，并保持平常的心态；香疗不仅对缓解情绪过激有好处，而且对情绪激动所引起的气血的异常运行，也有一定的缓解效果，从而让机体恢复并保持平稳的状态。

暂时轻度发怒有助于宣泄情绪，但大怒不止或经常发怒，则使肝气上逆而为病。日常的香疗可以使人体保持一个平稳的状态，心神安宁，神有所依，血不妄行，气不逆乱，气血运行正常，则可以益寿延年。

《素问·举痛论》云："悲则气消"，悲忧太过，会耗伤肺气，导致气短、胸闷、胁痛、精神萎靡不振等症。香疗不仅安神养志，而且帮助人体气血流畅，神守于内，形全于外，真气存内而不外耗，故能防病于未然，年度百岁而动作不衰。

思虑过度可使大脑处于持续紧张状态，还可使脾气郁结，运化失常，胸脘滞塞，出现不思饮食、腹胀便泻，甚至神情呆滞等症状。香疗可以使持续紧张的状态得以放松，缓解心理压力，可以充养元神，使元神得以内藏，精气得以充养，并且有助于提神醒脑，怡养情志，保持精神内守，人则长寿。

恐惧能伤肾，使肾气不固，气陷于下。日常的香疗可以使心神得以内藏，肾气得以内守，神志安定，意志坚定，形体就不易衰惫，精神也不易耗散，从而得到平静、愉快的生活。

第六章
四季情志养生

四季养生理论最早见于《黄帝内经》，如《素问·四气调神大论》有云："春三月，此谓发陈……夏三月，此谓蕃秀……秋三月，此谓容平……冬三月，此谓闭藏……"后世四季养生法多在《内经》养生观的基础上有所阐发。所谓情志，多指怒、喜、忧、思、悲、恐、惊这七种情志活动，简称七情。七情与人体脏腑功能活动密切相关，分属五脏，并常以怒、喜、思、忧、恐为代表，称为五志。中医认为，情志分属五脏，五脏归属五行，五行生克制化，诚如《素问·宣明五气》有云："五脏所藏：心藏神，肺藏魄，肝藏魂，脾藏意，肾藏志，是谓五脏所藏。"由此可见，早在《内经》时代，中国就有通过五行生克关系影响情志波动的情志相胜疗法。

四季情志养生（即四时情志养生），是以中医学整体观念为指导，根据春、夏、秋、冬四时节气的特点，结合现代临床实践活动，采用开导、移情、疏泄、节制、暗示等方法和手段对七情进行的养生活动。四时情志养生的总体原则为形神并治、调理气机、协调脏腑、因人制宜。

第一节　春季情志养生

一、春季气候特点与情志变化

春季乃寒冬之后，天气转暖，万物复苏，自然界一片生机盎然之时，具有气候多变、气压较低、气温变化较大、北方沙尘多、南方阴雨多等特点。

根据中医五行学说，肝属木，喜条达而恶抑郁，为阴中之少阳，通于春气。若此时期人们思虑过度、忧思难解，则可影响肝气疏泄，而见头痛、忧郁、焦虑、心悸等异常情志的表达。春季情志具有多"春困"、多抑郁、多倦怠等特点，易高发抑郁症、精神分裂症等情志疾病，表现为长期心境低落、易情绪激动、易疲惫困倦、内向、好强、敏感，或压力感重、依赖性强，甚者表情淡漠、沉默痴呆、语无伦次、静而多喜，或精神亢奋、狂躁不安、喧扰不宁、骂詈毁物、动而多怒。春季情志养生当注重如下两个方面。

（一）情志当生发

《素问·四气调神大论》记载："春三月，此谓发陈。天地俱生，万物以荣，夜卧早起，被发缓形，广步于庭，以使志生；生而勿杀，予而勿夺，赏而勿罚，此春气之应，养生之道也。逆之则伤肝，夏为寒变，奉长者少。"

古人在很早以前就依据季节与人体之间的关系总结出了平衡阴阳、调畅精神的理论以及相应的方法。正如《黄帝内经》记载："春三月，万物萌发的季节。此时天地一同焕发生机，万物因此欣欣向荣。"人更应当顺应季节的特点，晚睡早起，多到室外散步；散步时解开头发，伸展伸展腰体，以使情志宣发舒畅开来。天地万物焕发生机的时候一定不要去扼杀，不要去剥夺，不要去破坏。此乃顺应春气、养护人体生机的法则。若违背这一法则，春天生机不旺，伤害肝气，以致供给身体在夏天茂长时所需的正气不足，则夏天易出现因身体虚寒导致的相关疾病。因此，春季养生应注重生发情志。

（二）情志当条达

《素问·六节藏象论》曰："肝者，罢极之本，魂之居也，其华在爪，其充在筋，以生气血，其味酸，其色苍，此为阳中之少阳，通于春气。"

中医理论强调"天人合一"的整体观念，其中春时之气与人体肝脏相应，春季万物萌发，犹如火苗，温而不旺，缓缓而升，相应的在人体肝主生发和疏泄，正与春季季节特点相对应。现代临床实践中发现，慢性肝炎患者易现病情反复发作，部分病患尤易在春季复发，可见肝病与季节具有明显的相关性。因此，春季人体情志、气机的舒畅，与肝的条达密不可分。

《素问·阴阳应象大论》记载有"怒伤肝"，所以春季养肝者，当平和心态，切忌大发脾气。古语有云"怒发冲冠"，亦即怒气性升，肝气亦会如此。春季人们忌急躁易怒，使肝气平和，肝气生发疏泄循环往复，有条不紊，则全身气机通畅，情志必然条达，同样情志舒畅，则肝气必然条达，两者相辅相成，互相影响。若情志大怒或肝气郁结不舒，必然会影响生理功能，长期也可能导致疾病发生。

此外，《素问·五常政大论》曰："发生之际，是谓启陈，土疏泄，苍气达。"虽然《黄帝内经》没有提出肝主疏泄的明确概念，但是基于整体观念和阴阳五行理论，从侧面揭示了肝的疏泄功能，同样也解释了为何情志对肝的影响，从而间接影响疏泄功能。发生之际，是指春季阳气发生之际，应于肝气，故人体肝气条畅，才能帮助脾土的运化。张志聪在其书《素问集注》中则提出："土得其制化，故主疏泄，苍气，木气也"，指出了木制约土的自然特点，木气生发条畅能帮助土气运行，土气周流不息则万物化生有源。同样，朱丹溪的《格致余论》也指出"主疏泄者，肝也；司闭藏者，肾也"。这里朱丹溪明确用"疏泄"揭示了肝脏系统的部分功能。

二、春季情志养生方法

春乃四时之首，万象萌发更新之始。春来之际，万物生机勃发，欣欣向荣。这种春季生发之象揭示了春季的养生法则在于顾护萌发的阳气，可从如下3个方面进行养生调护。

（一）易感情志疾病的情志调节

中医认为，人体的身心是一个统一的整体，治疗情志疾病时当采用"心身同治"的方法，而情志疾病的调护当先医其心，而后医其身，即所谓"药疗不如食疗，食疗不如心疗"。

1-抑郁症

春季是抑郁症的高发时节。抑郁症属中医学"郁证"范畴，病机关键在于脏腑气机失调，导致痰、湿、热等病理产物蓄积。针对此类患者及易发人群（如具有遗传倾向者、具有遇事易悲观等某些性格特征者、突遇重大事件者、体内5-羟色胺等生化物质表达不稳定者），可予以中药治疗、心理治疗等方法进行治疗及规避。

采用中药治疗，可间接改善该类人群的情志变化。对于症状较轻者，平素可冲泡药茶：佛手8g（撕碎）、合欢皮12g，或茉莉花10g、合欢皮10g。对于情绪异常，见胁肋胀痛等肝气郁结症状者，可适当服用柴胡舒肝丸、越鞠丸、舒肝止痛丸等中成药；若兼见胃脘痞满、腹胀肠鸣等肝脾不和之症，可同服开郁顺气丸合逍遥丸；若兼不思饮食、脘腹胀满等食滞表现，可同服越鞠丸合大山楂颗粒合柴枳四逆散。对于病情较重，出现性情急躁易怒，胸闷胁痛，口干苦，头痛目赤，便结等表现者，可适当服用丹栀逍遥丸、越鞠保和丸、加味逍遥丸、龙胆泻肝丸等中成药对症治疗；若兼见咽中不适，如有物阻塞，吞之不下，吐之不出，可服用开郁顺气丸或将柴枳四逆散和越鞠二陈丸合用以理气解郁、化痰散结。若为病久肝郁乘脾，心脾两虚，表现为多思善虑、失眠健忘、头晕神疲、面色萎黄、纳差等，可适当服用归脾丸、人参归脾丸、十全大补丸等中成药对症调护。

采用心理治疗，对那些对药物副作用敏感者、生活压力较大者、平素喜静不爱表达自己者效果良好，治疗优势突出。心理治疗能够帮助此类人群分析问题的来源，通过交流引导其应对生活中可能诱发抑郁症的事件，从而尽量减少抑郁行为。常用疗法有认知疗法、人际疗法和自我强化疗法。

认知疗法的关键在于用合理的认知取代不合理认知的认知重建过程。抑郁根源于人们对自己或周围环境的想法和看法。当一个人陷入自我否定、循环扩大时，便会信以为真，并不断自我强化。例如，"完了，小升初考试考砸了，我真笨，可能我真不是上学的料"，过大的学习压力使得他们把某次考试失利归因为自己的完全失败和无能，并不再抱有希望，生活极度消极。这是完全不可取的。生活中，老师、家人、朋友首先当及时识别该类人群异常的心理认知，并通过自己的具体行为和适当的聊天方式影响、调整和改变其认知。此类认知常见的有完美主义、消极主义、遇事强烈的内疚感等。在从一步步完成小目标的过程中逐渐发现自己的行为能力和价值，逐渐建立合理、客观的自我评价、自我认知方式。

人际关系是一个人在社会中不可避免的相处方式，人际关系矛盾、人际关系丧失和人际交往处理欠缺等现象是常见的人际关系问题。例如，夫妻常年吵架、冷战，实施家庭冷暴力，就是没有处理好双方的人际关系从而导致了抑郁。这时就要认清人际关系的症结所在，或积极沟通、消除误会、改变改善交往模式，或重新寻找可以替代的已经失去的人际关系，或重新审视、发现新的自我、重拾自信、通过重新认识环境而改变自身的不适感，或多与家人交谈、亲诉心中烦恼等，可有效改善因人际关系异常所致的抑郁。

此外，增加自我强化疗法，如坚持适度的体力活动，培养兴趣爱好（如唱歌、跳舞等），及时肯定自己，适当减少工作量、正确拟定工作目标等，可辅助上述方法的疗效。

2-精神分裂症

"菜花黄，疯子忙"这句俗语形象地描述了精神分裂症的易发时节——春季，临床中精神分裂症可分为偏执型、青春型、紧张型和单纯型等类型，属中医学"癫狂"范畴。因精神分裂症是心理疾病中最严重的一种，故该类患者应及时到医院检查治疗，做到早发现、早诊断、早治疗。药物干预的同时，家人应经常与患者谈心、帮助患者正确对待疾病，并帮助他们减少诱发因素，直接改善患者情志变化。

（二）易感躯体疾病的情志调节

1 - "上火"病症

时至春日，阳气升发，大地回春，气候干燥，冷暖气流交替活动，人体易出现阴阳失调而表现为"上火"的迹象。火性炎上，"火"窜向机体的不同部位，可表现出肺火、胃火、肝火、心火等不同症状。其中，前三类"火"当从饮食调控、生活起居有常等方面进行养生保健，而"心火"易发于女性，尤其在女性月经期、围绝经期，因春季阳气上升，扰动肝体，内热蓄积，而见春燥。天气变化无常，体内水分易通过呼吸、出汗而大量丢失，使得机体内环境紊乱、女性生理功能失调，而表现为"上火"的征象。"怒伤肝"，怒为肝志，故平时人们应当守住内心的平静，徐徐而生，以防发怒。同时要克制自己的情绪，乐观豁达，遇事不能焦躁，要学会放松身心，平和地对待周围的人和事。不仅如此，还要防止情志过于抑郁，要适当增加户外活动以协助调畅情志，保持乐观豁达的状态，增加与外界沟通和交流的机会，使情志和内心可以正常疏泄，以顺应春季肝木疏泄的特点，机体自然不会发生疾病。

此外，《黄帝内经》曰"血归于肝"，这提示了人们养肝重在养血。子午流注理论解释了肝在23时开始的4个小时内，是其功能较为旺盛的一段时间，这期间血流会经过肝脏，肝胆此时发挥了最大的解毒作用。情绪易激惹或患有慢性肝病的患者更需要注意卧床休息的时间，以保证肝脏正常的功能。现代研究也证实了睡眠期间肝脏的血流量是平时的7倍左右，而作为肝硬化患者站立时会使抗利尿激素增高，肾小球滤过率及尿钠的排泄下降，不利于腹水的消退和肝病的康复。

2 - 高血压病

春季阳气发越，气候变化不稳定，是高血压病患者病情易于反复或加重的季节；春寒使血管收缩，血液对管壁压力增大，血压升高，机体水分的丢失使血液较为黏稠。其中，尤以一天中清晨起床前后血压升高最为明显，高血压人群应注意积极监测血压并长期规律口服降压药。

西医学研究表明，外界不良刺激、长期精神紧张、神经内分泌调节紊乱等都可能导致或加重高血压病的症状。因此，春季应该"重生发疏泄，忌折阳气"，注意保持情志稳定，尽量避免或减轻不良情绪的表达，多与人交流、沟通，保持心情舒畅；选择动作柔和的太极拳、八段锦等养生功调畅气血、内安五脏、外除诸邪；同时应避免过量的负重活动等可诱发高血压病的行为。

（三）结合运动养生、饮食养生、起居养生的情志养生方法

中医养生的四大基石为情志、饮食、起居和运动，四者之间相辅相成，互为影响。

体育运动是人排解情绪的好方法，春季情志养生的运动调摄当结合适当的户外运动，如《黄帝内经》所说"夜卧早起，广步于庭，被发缓形，以使志生；生而勿杀，予而勿夺，赏而勿罚。"通过日常身体运动，规律的起居生活以及顺应自然的精神状态来调养肝气，使肝气疏泄有常，对临床治疗疾病和养生有重大意义。

符合机体变化规律的食疗方法亦可有效调畅情志。《黄帝内经》记载："酸入肝。"酸属阴，味酸入肝胆，补肝胆之阴；春天属木，肝属木，酸亦属木，故春天养肝之际，可适当吃些酸性食物，如山楂、菠萝、番茄等，以增加肝气的升发并起到柔肝的作用。但是，多吃酸味食物则易伤脾，即肝木太过克脾土，脾湿又是春困的最主要原因，故春季当食用一些性温味甘的食物，首选黑米、糯米、南瓜、红枣、桂圆、牛肉、草鱼等。此外，适量食用百合莲子银耳茶（百合6g、莲子8个、银耳6g、大枣3枚、冰糖20g、水300ml）、枸杞粥（枸杞30g、粳米50g）、芹菜粥（芹菜、粳米适量）等，通过养肝护胃、补益肝肾、清肝胆火等方法，达到调畅心情、调护情志的效果。

此外，适当晚睡早起、保证充足睡眠、多伸懒腰并配合深吸深呼的动作要领、上午10点到11点进行户外阳光浴等良好的生活起居习惯，可以疏肝气、通畅经络关节、振奋精神、使身体充满能量、机体充满生机，而达到心情愉悦、精神焕发的情志养生目的。

第二节　夏季情志养生

一、夏季气候特点与情志变化

夏天三个月，是万物生长繁茂的一个季节。夏季里，天地阴阳之气交汇，则万物生长壮盛。

《素问·六节藏象论》云："心者，生之本，神之变也。其华在面，其充在血脉，为阳中之太阳，通于夏气"；结合中医五行学说中"心属火"之论，夏季情志养生应重在养心。夏季，天气炎热，气温高而潮湿多雨，人们易出汗，且淋漓不绝；汗为心之液，汗出明显则易疲劳，尤易出现烦躁不安、注意力涣散、心境不佳、行为古怪等情绪或状态，重者可见情绪失控，亦称"情绪中暑"。在此时节要及时调整阴阳，保持心情舒畅，使精神充沛饱满，情绪外向，如万物蓬勃生长一样，这就是"夏养长"之故。夏季养生当注重如下两个方面。

（一）情志当养长

《素问·四气调神大论》提出："夏三月，此为蕃秀。天地气交，万物华实，夜卧早起，无厌于日，使志无怒，使华英成秀，使气得泄，若所爱在外，此夏气之应，养长之道也。逆之则伤心，秋为痎疟，奉收者少，冬至重病。"

夏季万物开始开花结实，此时人们应当顺应季节特点，晚睡早起，调养情志，不因炎炎夏日而心生烦躁，平复情绪，使机体达到一种蒸蒸而上的状态，犹如万物繁茂生长之状。内心平和的同时要保持徐徐而散的状态，使阳气能慢慢宣散，可增加户外活动，以达到情志外达的状态。这是顺应夏季特点，通过使情志和机体慢慢达到生长旺盛的状态，平衡阴阳。若违反这种自然的季节规律，会损害心气，到了秋天则会引发疾病。因为夏天本应茁壮生长的阳气被抑制，到了秋季阳气无力接续，则容易导致疾病发生。

（二）情志当愉悦

《黄帝内经》强调夏应心，属火，火性炎上，与夏季万物生长的特性相应。而心又主神明，故夏季情志的调养往往与心神密切相关。而心在情志对应"喜"，意在心情愉悦，精神饱满，如万物欣欣向荣，而愉悦者又能使神安。夏季烈日炎炎，雨水充沛，万物繁茂。人在气交之中，故亦应之，新陈代谢加快，排汗增多，消化功能减弱。

中医学认为"得神者昌，失神者亡"；《黄帝内经》亦曰："静则神藏，躁则神亡。"因此，调神摄生，首贵静养，养神之道贵在一个"静"字。心情平静，不急不躁，通过自我调理或户外运动等方式把心中之抑郁燥热散发出来，从而使人的精神情志活动保持在淡泊宁静的状态，摒除杂念，内无所蓄，外无所逐，这样有利于防病祛疾、促进健康，有利于抗衰防老、益寿延年。

所以，夏季养生要顺应夏季阳盛于外的特点，使心情愉悦，心神温煦而不妄动，辅助以清热解暑、健脾除湿之品，帮助人体保持平衡，减少夏季常见肺系、脾系疾病带来的危害。

二、夏季情志养生方法

《黄帝内经》曰："使志无怒，使华英成秀。使气得泄，若所爱在外。此夏气之应，养生之道也。"意思是说，夏天人们的精神要像自然界的万物一样郁郁葱葱，蓬勃向上，切忌发怒，当保持心情舒畅，使机体的气机宣畅，这才是适于夏季的养生之道，具体可从以下两方面进行养生调护。

（一）调畅情志，使志无怒

中医认为，人与自然是一个统一的有机整体，夏在五行属火，而五脏之中，心属火脏，故夏天火气偏盛，则相对应的心也会随之而气盛。《黄帝内经》曰："心者，君主之官也，神明出焉"，"所以任物者谓之心"。即人的精神意识、思维活动都是由此而出，接受外来事物而产生思维活动的过程也是由心来完成的。因此，心的功能保持正常，首先当做到一个"静"字。水能克火，五脏之中，心主火，肾主水；心位于人体上部，肾位于人体下部，平时人们应当做到"恬淡虚无，真气从之"，心境达到平和之时，则心火下降，肾水上移，心肾相交，情志自达舒畅。

然而，夏天火性旺盛，情绪易于波动。急躁、恼怒过度则容易导致阳气上升太过而损伤正气，出现心神改变，如心悸不安、失眠多梦、健忘痴呆、狂妄躁动、哭笑无常，甚至昏迷、不省人事等不良症状。此时调节不良的情志，防止郁怒，保持阳气正常的宣发，方能在炎炎夏日保持身体健康。如三国嵇康在《养生论》中指出："夏季炎热，更宜调神静心，常如冰雪在心。"养生歌也说："避暑有要法，不在泉石间，宁心无一事，便到清凉山。"当情志调畅，心的功能正常，则神志清晰，思维敏捷，精力充沛。

（二）穴位刺激，助心平静

中医按摩通过刺激人体经络，可达到清心宁神、舒畅情志的效果。其中手少阴心经的少海穴、少府穴和通里穴效果尤佳。

少海穴为手少阴心经的合穴，在肘横纹内侧端与肱骨内上髁连线的中点处。少海穴属水，根据五行生克关系原理，水克火，故凡是由心火旺盛所致的病症都可通过刺激少海穴来缓解，达到交通心肾、滋阴降火的作用。刺激时可以用拇指用力按住此处，按同一个方向进行按揉，持续3分钟左右，可使情绪平定下来。

少府穴为手少阴心经的穴位之一，在手掌面第4、5掌骨之间，握拳时当小指尖处；穴位刺激方法同前，具有发散心火的功效。

通里穴也是手少阴心经的穴位之一，位置在手臂掌面内侧缘，腕横纹上1.5寸处，按揉方法同前，具有宁心通络、安神定悸的功效。

（三）结合运动养生、饮食养生、起居养生的情志养生方法

中医养生的四大基石为情志、饮食、起居和运动，四者之间相辅相成，互为影响。

俗话说"冬练三九，夏练三伏"，夏天是阳气最为旺盛之时，人体阳气也因大自然阳气的升腾而生长旺盛，为使阴阳处于相对平衡状态，此时期也应该让阳气"宣泄"出去，这样才有利于心情舒畅，有利于"秋收""冬藏"。中医讲究"动汗可贵"，是说运动过程中出的汗最为可贵。"汗为心之液"，适当排汗，可使阳气宣泄，有利于体内毒素的排出和阳气的舒展，所以夏天不妨参加一些体育锻炼，如游泳、打球、跑步、跳绳等，老年人还可进行太极拳、八段锦、吐纳等功法，使气得泄，动中取静，平和心态，调畅情志。

夏当防暑，适当喝些绿豆百合粥，可清热解暑，缓解夏天烦闷的心情。夏季湿重，湿邪易困脾土，冷饮之寒与湿邪相合，则脾阳之气受损，故夏天饮食当避免冷饮，多食红色和黄色的食物，如西红柿、山楂、黄瓜、大豆、莲子等，以调养心脾，从固护心液和脾土角度调畅情志。对于心脏病患者，人参当归猪心汤（猪心1个、当归15g、人参15g、适量食盐和味精）既补阳，又补气，同时还有生精的作用，具有补血安神之功，是很好的养阳方；而每天服用1~2支生脉饮，也是此类患者夏季养阳的好方法。对于虚寒体质人群，夏天是治疗各类虚寒证的良好时机，可服用山药羊肉汤（山药150g、羊肉500g、料酒20g、精盐5g、姜葱白各10g、胡椒1.5g），达到外散风寒、内补肺脾肾三脏之效。阴阳平衡，则心境安宁。

夏季昼长夜短，是夏季阳气旺盛的体现之一。夏日起居，当顺应夏季阳气旺盛的特点，减少睡眠时间，晚睡早起。适当增加户外活动，培补阳气，使大脑得到放松；适当午休有利于促进体力和精力的恢复，同时也有助于预防心脑血管疾病的发生。

第三节 秋季情志养生

一、秋季气候特点与情志变化

秋天是万物成熟和收获的季节，也是落叶纷飞、万木凋零的季节。此时，人体阳气随自然界阳气开始内收，阴气渐长，整体呈现一个"收"的姿态。因此，此时的养生也当注意养"收"。

根据中医五行学说，肺属金，为阳中之阴，与自然界秋气相通应；七情中"悲"属金，因此在秋天，尤其是秋雨连绵的时候，人们除了容易"秋燥"，也易产生伤感的情绪，表现为凄凉、苦闷、悲伤之情，我们也习惯称之为"悲秋"。"悲秋"导致的情志变化极易诱发心脑血管疾病，老年人尤易由此产生抑郁症。此时期养生当注重如下两个方面。

（一）情志当收敛

《素问·四气调神大论》云："秋三月，此谓容平。天气以急，地气以明，早卧早起，与鸡俱兴，使志安宁，以缓秋刑，收敛神气，使秋气平，无外其志，使肺气清，此秋气之应，养收之道也。逆之则伤肺，冬为飧泄，奉藏者少。"

秋季乃收获的季节，秋高气爽，日照减少，气温渐降，自然界的各种动物都在忙着储存食物和能量，为即将到来的严冬做准备。人体在秋季时，阳气逐渐由表趋里，气血运行减缓，新陈代谢相应减慢，腠理汗孔开闭有时，汗液排泄减少。人体亦如秋收一样，气机逐渐由夏季的滋长转变为收敛，以使正气内存以抵御秋日的肃杀之气。故而秋季调神的重点在于收敛，以应秋气。在秋冬之时，由于万物敛藏，人们应顺其自然，收藏阴精，使精气内聚，以润养五脏，抗病延年。秋冬季节是人体阳消阴长的时期，人体的新陈代谢也开始缓慢，逐渐进入了养藏时期。故此秋冬之际应注意固护人体的阳气，不要让秋冬寒凉之气伤害到人体；同时收藏阴精，注意养阴；注意保持情绪乐观，不要过分悲忧。通过情绪的调节、舒畅，来保持肺气的清肃正常、肾精固藏，以顺应秋冬季节"收""藏"的自然特性。

因而，归结秋季的特点，便突出一个"收"字，养生也就要从"养收"着手。顺应秋季自然界的这种气候变化以及人体的生理变化特点，合理地安排日常生活起居，才有利于我们的养生保健。

（二）情志当安宁

秋季的特点是由热转寒，阳消阴长，阳为动而阴主静，因此人应当保持情志安宁平静，收敛向外宣散的神气，不要让情志向外越泄，达到天人合一的状态。若情志急躁则容易引起阳气妄动，不能收敛，同时由于环境温度的降低，阳气已经渐渐入于阴气，若此时阳气妄动也极其容易导致阴气被伤，从而导致阴虚而不养阳，甚者更导致冬季阳气不充，春季阳气生发不足等相关疾病的发生。所以老一辈的人讲究在秋季吃一些益气润燥的食物如冬瓜、百合、枸杞等养阴润肺防"秋燥"，就是为了符合秋季特点，来辅助情志和气机的收敛安宁。

二、秋季情志养生方法

秋季是一年四季的第三季，由夏季到冬季的过渡季，其间日照逐渐缩短，阳气渐收，阴气生长，气候异常，昼夜及室内外温差较大，季节转换较快。这种迹象表明秋季养生法则贵在养阴防燥，可从以下3个方面进行养生调护。

（一）注重养肺

中医五行学说中，秋属金，"金曰从革"，即描述了秋的特性具有"肃杀、沉降、收敛"之意。从五脏角度来说，肺属金，与秋气相通应，故每到秋季当特别注意肺的保养，使情志安宁，以缓和秋天的肃杀之气。

（二）注重养情

人们常用人生的"黄昏"来比喻人之将老，当老年人身处草木渐枯的秋季时，心中的"悲秋"之情愈发明显，甚或有抑郁的风险。因此，对于有抑郁倾向的老年人应当注意其情志状态的改变，从社会地位、健康、经济、体力、身边亲人的世故等方面，加强对老年人精神情志的开导、疏解，多多陪伴，让老年人感受到家庭的关爱，从而增强自信，使心态变得乐观开朗。而对于已经患抑郁症的老年人，则其家属当密切与医生配合，在帮助老年人规律用药的同时，通过对其进行心理疏导、培养其兴趣爱好、帮助其建立良好的人际关系，达到缓解抑郁、调畅情志的作用。

（三）结合运动养生、饮食养生、起居养生的情志养生方法

中医养生的四大基石为情志、饮食、起居和运动，四者之间相辅相成，互为影响。

"春夏养阳，秋冬养阴"，秋季是收养的季节，运动也应当遵循这一规律，运动量不宜过大、过于剧烈；同时结合"守静"的原则，选择一些"静功"，如意守功、内养功、太极拳、五禽戏、静坐冥想等，阳光充足时锻炼，以吸收天地之阳，振奋精神，强体健魄，神自安来。

秋季气候干燥，秋季饮食调养应遵循"养阴防燥"的原则，饮食宜养阴，滋润多汁。宜多吃些滋阴润燥的食物（如银耳、甘蔗、燕窝、梨等），并配以酸味食物（如葡萄、柚子、柠檬、山楂），而少食辛味食物（如葱、姜、蒜等）。秋季，可多喝贝母梨罐（鸭梨1个，大贝母10g，红小豆15g，高温蒸40分钟即可）、荸荠贝母梨水（荸荠8~10个，大贝母15g，梨1个熬水煮沸饮用）以滋阴润肺，祛痰止咳；或食用山药百合大枣粥（山药90g、百合40g、大枣15枚、薏苡仁30g、大米适量，洗净煮粥）以补脾和胃。

此外，秋季要早睡早起，天亮时外出锻炼，晚饭后减少外出以防秋邪。这些都是秋天的养"收"之道。如果不遵从天人相应的道理，就会造成秋季无"收"；无收则无冬季之"藏"；没有冬藏，就没有春天的"生"；无春生也就没有夏天的"长"。此外，秋季气候逐渐转凉，昼夜温差大。人们生活起居应顺应自然，气温低时要注意保暖，调养肺气。秋季也是感冒最为多发的季节，原因也在于昼夜温差增大，加上人们平日穿衣不能随气温随时调节，加大了感冒的发生概率，使肺气受损。

第四节　冬季情志养生

一、冬季情志特点

冬三月，从立冬、小雪、大雪、冬至、小寒到大寒三个月，是一年中最寒冷的季节。万物凋零，阳气闭藏，自然界一片阴盛阳衰之象。

根据中医五行学说，肾主水，为阴中之至阴，与自然界冬气相通应；七情中"恐"属水，因此在冬天，尤其是漫雪纷飞的时候，机体也多处于抑制状态，而易产生精神极度紧张、郁郁寡欢的情绪，表现为嗜睡、贪食、情绪低落、无精打采、易疲劳、易激惹等状态。此时节极易诱发心脑血管疾病的发作和抑郁情绪，养生当注重如下两个方面。

（一）情志当闭藏

《素问·四气调神大论》云："冬三月，此谓闭藏。水冰地坼，无扰乎阳，早卧晚起，必待日光，使志若伏若匿，若有私意，若已有得，去寒就温，无泄皮肤，使气亟夺，此冬气之应，养藏之道也。逆之则伤肾，春为痿厥，奉生者少。"

冬天的三个月，是万物生机闭藏的季节。在这一季节里，万物沉寂，阳气闭藏，故冬季情志养生当顺应冬藏之补的环境，通过闭藏的方式使"神藏于内"，神气内守，免受扰动。而所谓神藏于内，是指重视和保持情绪的安宁，及时调整不良情绪，保持平静的心态，保证冬令阳气伏藏的正常生理不受干扰，对人体脏腑有良好的影响，实际上是一种"神补"。

（二）情志当沉静

冬季大地冰封、万物蛰伏。此时自然界的一切生物都处于"静""藏"的状态，而情志也要像阳气一样内藏，不可有过激的情绪，因为这些过激的情绪都是要消耗人体阳气阴精的，这与冬季养生原则是相悖的。期间，尤其不可受到惊吓，因为肾主冬令，肾主惊恐，就是说受到惊吓最易伤肾，而且惊则气乱，气乱则神机不藏，阳气外泄。所以冬天应当情志沉静平和，勿惊慌恐惧，不要有过激的情绪，即平时"勿过喜、过思、过忧悲、过惊恐"。

虽然要保持情志的沉静平和，但也要适当调节，不能过分压抑，否则也会引发情志疾病。人与自然相应，不可避免地要受到周围环境的影响，"不以物喜，不以己悲"，看似容易做时难。尤其是北方的冬季寒风凛冽，植物全部枯萎，大地一片苍茫。人们的穿着也大多灰暗，这种缺乏生机的环境容易影响人的情绪，使人变得抑郁、悲伤。临床研究发现，抑郁症患者多在冬季病情加重，初步证实，抑郁症的发生与脑内5-羟色胺的功能减弱有关，而这种物质的功能与光照有明显关系，冬季人体接受阳光照射的机会比较少，所以容易加重抑郁症。

二、冬季情志养生方法

冬季是一年四季中最寒冷的季节，其日照时间全年最短，阳气潜藏，阴气极盛，万物潜伏。这种迹象表明冬季养生法则贵在养藏，可从以下3个方面进行养生调护。

（一）调畅情志

冬季万物萧条，人体生物系统多处于抑制状态，枯木白雪、冬季光照强度和时间的相对减少与抑郁症状的产生密不可分。因此，冬季调畅情志的方法当重在清心寡欲，意守丹田。除了重视外在精神的安静外，还当注意提醒自己神藏于内，如处于紧张、焦虑、激动等状态时，要学会自我调整，通过自我暗示，尽快恢复心理平静。具体可通过自我转移注意力、积极参加业余活动、遇事不做非分之想、不抱太高希望、不卑不亢、适当自我鼓励、开怀大笑放松肌肉等方法远离负性情绪，使情志收敛，而保持乐观心理状态。

此外，由于女性情绪更易受季节的影响，特别是到了冬季容易产生情绪波动或内分泌功能紊乱（如褪黑素、泌乳刺激素的分泌失调），从而加剧情绪的波动导致情志异常而引起疾病，如此时节女性在生理期更容易表现为烦躁、紧张、抑郁，或情绪易激惹等。对于女性人群，尤其是气郁体质者，可适当服用逍遥散、舒肝理气丸等中成药，或服用甘麦大枣汤、柴胡疏肝饮等汤剂，改善其精神失常、性情抑郁等症状。

（二）穴位刺激，舒缓情绪

中医按摩通过刺激人体经络，可达到舒缓紧张情绪，缓解疲劳的效果。其中按揉气海穴、阳陵泉穴、涌泉穴效果尤佳。

气海穴是任脉的穴位之一，位于腹正中线脐下1.5寸，具有舒畅气机、生发阳气、滋养清窍的功效，尤适宜于气郁体质偏气机郁滞在上焦的人。刺激时可以用拇指用力按住此处，沿同一个方向进行按揉，持续3分钟左右，或用艾条灸10~20分钟，兼补阳气，平定情绪。

阳陵泉穴是足少阳胆经之合穴，为八会穴之筋会，在小腿外侧，当腓骨头前下方凹陷处；穴位刺激方法同前，具有疏肝利胆的作用，对于气郁体质偏于中焦者最为适宜。

涌泉穴是足少阴肾经的常用穴位之一，位置在足底部，蜷足时足前部凹陷处，约当足底第2、3趾趾缝纹头端与足跟连线的前1/3与后2/3交点上，穴位刺激首选艾灸，方法同前，具有引火下行的功效，对于气郁体质偏于下焦者最为适宜。

（三）结合运动养生、饮食养生、起居养生的情志养生方法

中医养生的四大基石为情志、饮食、起居和运动，四者之间相辅相成，互为影响。

冬季的特点是闭藏，剧烈的体育运动会导致阳气受损，从而提高春季发病的概率。那么适宜冬天进行的体育锻炼常见的有慢跑配合散步，或者在日出后进行晨练、太极拳等运动。运动的时候要注意保暖，防止损伤阳气。最好在有阳光的早晨，若雨雪天或大风天尽量避免外出运动。

冬季调节情志尤其重视藏志。首先冬季气候的最大特点就是"寒"，寒伤阳气，阳气主动，因此冬三月当特别注意固护人体阳气，阳气为一身动力之源，可振奋精神，缓解人体郁郁寡欢、孤独、郁闷等低落情绪。具体可适量增加热量高的食物的摄入，进热食，而非冷食，并在进补之时适量饮酒，暖胃助消化。此外，黄芪山药核桃粥（黄芪、怀山药、白扁豆各20g，核桃仁30g，党参10g，大枣20枚，粳米100g，熬粥至稀状）、虫草熟地老鸭汤（冬虫草10g，老鸭1只，熟地黄40g，红枣8枚，葱、姜、盐、料酒适量，小火慢炖）、枸杞莲子鸡汤（肌肉200g，枸杞30g，莲子60g，红枣12枚，小火慢炖）等药膳亦可通过健脾益肾、益气养血、滋肾补肺、润肠通便等作用，调理五脏盛衰，达到调畅情志的效果。

中医养生观念讲究"天人合一"的养生原则。冬季夜长昼短，阳气闭藏，阴气较盛，故冬季当增加睡眠时间，有助于恢复机体疲劳。冬季晨练时间不宜过早，应于太阳出来之后再行晨练，而且要注意防寒护阳，如多穿衣保暖，以预防感冒、气管炎、冻伤、心脑血管疾病。另外，冬季应坚持睡前热水泡脚，有利于祛寒而保护阳气。

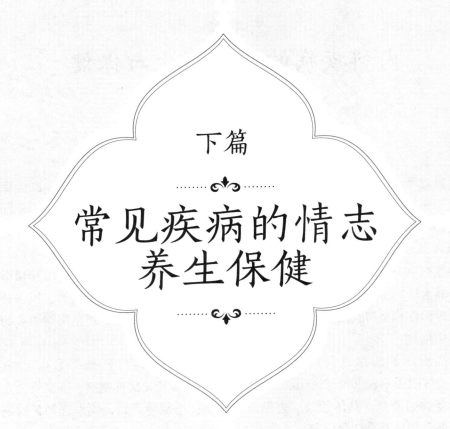

下篇

常见疾病的情志
养生保健

第七章
内科疾病的情志养生与保健

第一节　高血压

高血压，是以动脉收缩压和（或）舒张压持续升高为特点的心血管疾病。根据《2018年中国高血压防治指南》，未进行药物治疗的情况下，非同日3次测量血压，收缩压≥140mmHg和（或）舒张压≥90mmHg，可诊断为高血压。高血压的形成因素复杂，与遗传、衰老、高盐饮食、不良生活习惯、精神紧张和环境因素等有关，其他疾病如肥胖、糖尿病等也与高血压互相影响。高血压的主要并发症有脑血管意外、心力衰竭、慢性肾脏疾病等，所以必须及时治疗和坚持长期治疗，否则会导致高致残率、致死率，严重影响患者的生活质量。

高血压的治疗以药物为主，西医学主要采用5类降压药：①利尿药；②β受体阻滞剂；③钙通道阻滞剂；④血管紧张素转化酶抑制剂；⑤血管紧张素Ⅱ受体阻滞剂。具体用药应遵循以下原则：小剂量开始，优先选择长效制剂，联合用药及个体化用药。

一、病因病机探讨

传统中医以望闻问切为诊断方法，虽然没有借助仪器测量得出"高血压"的诊断结论，但能结合患者的症状表现、体质特点、舌象和脉象来综合分析。在中医内科学中，治疗该病可参考古人治疗"头痛""眩晕"等病症的经验。从辨证论治来看，高血压病多是由于人体肾精不足，肝阳上亢所致，所以治疗上应当标本兼治，滋肾阴，潜肝阳。但由于病因和体质各异，也常可见到其他类型。

二、常见证型与处方

（一）肝阳上亢

临床表现：眩晕耳鸣，头胀头痛，面色潮红，急躁易怒，失眠或多梦，舌红苔黄或白，脉弦或弦细。

治　　法：平肝潜阳。方剂选用天麻钩藤饮加减。也可选用中成药牛黄降压丸（片）、脑立清片（胶囊）、牛黄上清丸等。

（二）肝火上炎

临床表现：头晕目眩，胸胁胀满疼痛，失眠多梦，烦躁易怒，口苦，舌红苔薄黄，脉弦数。

治　　法：清泻肝火。方剂选用丹栀逍遥丸加减。

（三）痰浊中阻

临床表现：体型肥胖，眩晕，胸闷，恶心，少食，或有嗜睡，舌苔白腻，脉濡滑。

治　　法：健脾燥湿化痰。方剂选用平胃散加减。也可选用中成药平胃丸、香砂养胃丸等。

（四）气血亏虚

临床表现：面色苍白，唇甲无光泽，劳累后多发眩晕乏力，心悸失眠，神疲懒言，饮食减少，舌质淡，脉细弱。

治　　法：补养气血。方剂选用八珍汤加减。也可选用中成药十全大补丸或归脾丸等。

（五）肾精不足

临床表现：眩晕，神疲健忘，腰膝酸软，遗精耳鸣。偏于阴虚者，表现为五心烦热，失眠多梦，舌质红，脉弦细；偏于阳虚者，表现为手足冰凉，畏寒，舌质淡，脉沉细。

治　　法：补益肾精。对偏于阴虚者，当补肾滋阴，方剂选用杞菊地黄汤加减。可选用中成药杞菊地黄丸、左归丸、大补阴丸等。对偏于阳虚者，当补肾助阳，可选用中成药金匮肾气丸。

此外，还可见肝郁脾虚、气滞血瘀等证型，需要在中医师的指导下用药。患有高血压的患者，除了按照医生的处方使用药物治疗外，还应进行积极的心理调节。

三、中西医对高血压患者心理问题的认识

（一）西医对高血压患者心理问题的认识

在心身医学中，高血压是被最早确认的一种心身疾病。心理社会因素与高血压病的发生与发展关系密切，在一定情况下会严重影响患者的血压控制水平和生活质量，因此除了用药，也要提高对高血压患者心理健康问题的关注和教育，通过医生指导和患者学习，改善患者心理健康状况，提高患者的生活质量。

高血压患者的心理健康水平与正常人相比，存在较为显著的差异。由于患病后产生的对病情过度担忧、担心长期服药的副作用、医疗费用压力以及工作生活受到一定的限制等问题，一些患者的心理压力较大。高血压分级越高，其患心理疾病的概率就越高，两者之间容易形成互为因果的恶性循环。高血压患者的心理问题并不一定随着用药使血压下降而随即消失，而是具有一定的连续性。由于高血压病需要长期控制，血压容易波动，导致部分患者对治疗的信心不足，会出现情绪不稳定、忧郁、沮丧、烦躁、失眠、记忆力减退等心理症状；甚至少数患者出现被害妄想等严重心理障碍，这种障碍程度与血压水平成正比。因此，在高血压治疗控制过程中，保持患者的心情舒畅是必不可少的，心理调节应贯穿高血压防治的全过程。

西医除了药物治疗，也有相关的心理治疗。心理治疗是指能改变患者心理状态、并通过某些手段调节自身生理功能的措施，包括生活方式干预、放松训练疗法、生物反馈疗法、音乐疗法等。放松训练是指在安静环境下，完成指定的动作程序，通过反复练习，使患者学会有意识地自主控制心理生理活动，以降低交感神经活动兴奋性，调整因精神紧张而紊乱的神经—内分泌—免疫系统。临床常用的放松训练还通过语言诱导、视觉想象等方法，使患者全身肌肉放松的同时实现心理放松。

（二）中医对高血压患者心理问题的认识

中医病因学说中强调"七情内伤"的危害，即过度的喜、怒、忧、思、悲、恐、惊都可以伤人致病，而且是直接伤及内脏，影响脏腑气血运行。根据许多高血压患者容易情绪激动，处事急躁易怒的性格特点，中医理论从"肝主怒""怒则气上"和"怒伤肝"的角度把握患者情志异常变化对脏腑气血运动的干扰。

"喜怒不节则伤脏"。中医学认为，人长期处在愤怒或抑郁状态时，必将导致脏腑中的气血运行紊乱，导致体内痰湿、瘀血等病理产物的产生。怒为肝所主，轻度的发怒可以宣泄人的不满，但过度的愤怒或长期的"憋屈"则易导致肝的疏泄失常，肝的阳气亢奋，甚至化火上腾，血随之上冲。从望诊来看，可见患者面红面赤或脸色发青等。此外，随着人体的衰老，中医认为人体的肾精会逐渐亏虚，尤其是肾阴容易亏耗，不能帮助肝阴（根据五行生克理论中的水生木原理，这种情况称为"水不涵木"），根据阴阳互相制约的原理，肝阴不足时肝阳相对偏盛，容易亢进地上冲至头目，从而出现眩晕、头痛等症状。

四、中医情志养生防治高血压

中医学吸收传统文化的精华，从人生观的角度疏解患者的心理问题，引导患者调养心性，借助各种实用手段调畅情志，甚至启发患者自我改善处事的心态，使其能移情易志，从而调节自身脏腑生理机能，在协助改善高血压相关症状方面有良好的效果。

（一）静神息怒法

根据高血压患者的年龄、性格特征，情志养生要强调"静神息怒"的思想，帮助患者培养豁达的人生观，培养将注意力从负面事件中转移开来的思维倾向。

中医理论中所谓的神，狭义上是指人体精神意识思维活动。静神就是使思想避免为外界干扰，安心静守，神气内持。

静神思想主要来自于道家，在《道德经》里，老子提出"静为躁君"的思想，认为安静是躁动的主宰，坚守清静可使神气静而不妄动，从而可以避免人体进行一些无谓的消耗，由此可达长寿，这种思想为后世养生学家所推崇。

《素问·痹论》中指出："阴气者，静则神藏，躁则消亡。"阴气是指人体内部的五脏之气。这句话是说人体五脏之气，安静时则能内藏精神，躁扰妄动时则无法内藏精神，导致精神的耗散。

清代养生学家曹庭栋在《老老恒言》里指出："养静为摄生首务"。其实，不仅是高血压病，无病之人和其他病的患者在情志养生时，也要注重养静，神静则人体阴阳之气平和，则有助于人体正常思考，排除不必要或无用的焦虑紧张情绪，使人气血运行平稳，体内环境处于协调和顺的旺盛状态，从而能避免阳气失控上冲。在"静"的基础上，高血压病患者应逐步尝试改变性格，开朗宽容，在普通的小事上不计较得失，适当地淡泊名利，知足常乐。

（二）"以情胜情"法

根据五行学说，情志之间存在生克关系，由于悲属金，怒属木，而金能克木，所以，适当的悲凉之情能减弱人的怒气。元代的医学家张子和在《儒门事亲》中提到："悲可以治怒，以怆恻苦楚之言感之；喜可以制悲，以谑浪亵狎之言娱之；恐可以制喜，以恐惧死亡之言怖之；怒可以制思，以污辱欺罔之事触之；思可以制恐，以虑彼志此之言夺之。"这正是金胜木、水克火、木克土、火克金、土克水之五行相胜关系，为情志养生提供了理论依据。

轻度的发怒，能抒发压抑的情绪，在一定程度上有益健康，但暴怒是诱发脑溢血或心肌梗死的重要因素之一，所以对于"怒"，关键在于适可而止，善于自我调控。当自我意识到暴怒之时，应尽量脱离现场，以悲天悯人之心，换位思考，以一种宽容的心态去接受，便会使愤怒之气渐除。也可听《二泉映月》等悲凉曲目，思考别人在重重困境中如何生活，在"比下有余"的思考中转移自己不满的情绪。

（三）音乐放松法

音乐放松法，是患者通过选择性的唱歌、演奏、欣赏乐曲，以达到辅助治疗高血压的目的。

传统医学受五行学说的影响，认为五脏与五音对应，具体是角、徵、宫、商、羽分别对应肝、心、脾、肺、肾，五脏又分别对应着怒、喜、思、悲、恐。因此听闻五音可以调节五脏，五音调和搭配，可调和与五脏关系密切的情志，如怒伤肝，可用角音调节。现代人发现，在生理学上，乐器振动与人体内的生理振动（心率、心律、呼吸、血压、脉搏等）相吻合时，就会产生生理性的共鸣。这就是"五音疗疾"的身心基础。

现代研究认为，音乐可提高大脑皮质神经细胞的兴奋性，活跃和改善人们的情绪，消除紧张状态，促进人体分泌激素、酶、乙酰胆碱等多种有益健康的生理活性物质，起到调节血液流量、促进血液循环、增强新陈代谢的作用，这有助于平稳血压，减缓大脑衰老和预防记忆力衰退。临床研究证实，音乐疗法可明显改善1级高血压患者的生活质量，并提高血压控制效果。如播放圣桑的《天鹅》，能使高血压病患者的身心放松，血压下降；播放肖邦的《降E大调夜曲》能减轻焦虑、烦躁的不良情绪。

音乐疗法可分为两种，一种是让患者静心听一些轻音乐；另一种让患者根据自己的爱好，唱歌、演奏乐曲，借以抒发情感，使其心身得以调整。

在音乐的选择上要选择悠然清新的古典乐曲和轻音乐为主。同时，需要注意环境的选择，尽量远离噪音的环境，在播放音乐时，高血压患者要注意宁神去听，慢慢随乐曲进入安静状态。

（1）肝火上炎或肝阳上亢的患者，可选听《二泉映月》《梅花三弄》《平湖秋月》《汉宫秋月》等民乐，也可选择勃拉姆斯的《摇篮曲》、德彪西的《月光》、圣桑的《天鹅》等西方古典乐曲。这类乐曲旋律优美，节奏较为平稳，悠缓动听，经常倾听，有明显降压作用。

（2）痰浊中阻的患者，可选听《喜洋洋》《花好月圆》等民乐。这类乐曲旋律轻快，能愉悦情绪，有利于脾胃之气的正常运行，从而有助于减少痰湿的生成。

（3）气血亏虚和肾精不足的患者，可选听《渔舟唱晚》《牧歌》《姑苏行》《百鸟朝凤》《春江花月夜》等民乐，这些乐曲温馨欢快，能使虚弱者振奋精神，有助于脾胃对食物的转化，从而进一步生成气血和精。

注意，每次听音乐的时间一般为30分钟左右，每天听1～3次，音量不宜太大。

（四）养生的其他方法

除了音乐，其他各种艺术形式如书法、绘画、诗歌等都可以配合着一起调节高血压患者的情志，柔缓的太极拳也可以让患者凝神静气。下面再简单介绍一下按摩方法，可以随着轻音乐自己完成。

1-头部按摩

"头为诸阳之会"，即头部阳经云集，阳气旺盛，如果肝阳上亢，头部的阳气就会难以向下运动，按摩头部可以平抑肝阳，使头脑清醒，局部肌肉放松，有助于血压下降。

患者可以先用两手的中指按压百会穴，再用手掌揉头部两侧太阳穴，最后将手指分开，由前额向枕后反复梳理头发，每天早中晚各1次，每次5分钟。

2 - 足部按摩

高血压患者在晚上临睡前，用温水泡脚，泡脚过程中可揉按足背的太冲穴和足底的涌泉穴，还可以揉搓脚趾，具有补肾平肝，引火归源的作用。

第二节　冠心病

冠心病即冠状动脉粥样硬化性心脏病，是冠状动脉血管发生动脉粥样硬化病变，引起血管腔狭窄或阻塞，造成心肌缺血、缺氧或坏死而导致的心脏病。典型的冠心病症状可因体力活动、情绪激动等诱发，突感心前区疼痛，多为发作性绞痛或压榨痛，也可为憋闷感。疼痛从胸骨后或心前区开始，向上放射至左肩、臂，甚至小指和无名指，休息或含服硝酸甘油可缓解。

冠心病的发作常与气候变化、情绪激动、过劳、饱食等有关。冠心病的危险因素包括可改变的危险因素和不可改变的危险因素。了解并干预危险因素有助于冠心病的防治。

一、病因病机探讨

冠心病与中医理论中的"胸痹"相近，这一病名最早见于《黄帝内经》，在《灵枢·本脏》中提到："肺大则多饮，善病胸痹、喉痹、逆气。"将饮邪痹阻胸中作为胸痹的主要病机。胸痹是以胸部憋闷、疼痛，甚则胸痛彻背，短气，喘息不得卧等为主要表现的心脏病。该书对心脏病的病因、症状表现多有记载。如《素问·藏气法时论》中指出："心病者，胸中痛，胁支满，胁下痛，膺背肩胛间痛，两臂内痛。"而在《灵枢·厥病》提到："真心痛，手足青至节，心痛甚，旦发夕死，夕发旦死。"真心痛约相当于现代所讲的心肌梗死。汉代张机在《金匮要略·胸痹心痛短气病脉证治》中指明了胸痹的主要病机："今阳虚知在上焦，所以胸痹、心痛者，以其阴弦故也。平人无寒热，短气不足以息者，实也。"

本病多发于中老年人，患者多肾精亏耗，肾阳虚衰不能鼓动五脏之阳，引起心气不足或心阳不振，血脉失于阳之温煦、气之鼓动，则气血运行滞涩不畅，发为心痛。此外，长期恣食肥甘厚味或经常饱餐过度，日久损伤脾胃，脾虚生痰湿，上犯心胸，胸中气机不畅，心主血脉的功能会受到明显的影响；如果天气变化，素体阳虚之人不慎感受寒邪，阴寒之邪乘虚而入，寒凝气滞，胸阳不展，血行不畅，不通则痛，而引发本病。《素问·举痛论》言："寒气入经而稽迟，泣而不行，客于脉外则血少，客于脉中则气不通，故卒然而痛。"

二、常见证型与处方

胸痹在症状较为稳定的阶段可服汤药，病情急重者应积极配合西医救治。

（一）寒滞心脉

临床表现： 因气候骤冷或感寒而发病或加重，心痛如绞，心悸气短，形寒肢冷，冷汗自出，苔薄白，脉沉紧。

治　法： 温经散寒，活血通痹。方剂选用当归四逆汤加减。发作时含服冠心苏合丸。

（二）气滞心胸

临床表现： 胸满闷不适，隐痛阵发，痛无定处，时欲太息，遇情志不遂时容易诱发或加重，或兼有脘腹胀闷，得嗳气或矢气则舒，苔薄或薄腻，脉细弦。

治　法： 疏调气机，和血舒脉。方剂选用柴胡疏肝散加减。

（三）痰浊内阻

临床表现： 胸闷重而心痛轻，形体肥胖，痰多气短，遇阴雨天而易发作或加重，伴有倦怠乏力，纳呆便溏，口黏，恶心，咯吐痰涎，苔白腻或白滑，脉滑。

治　法： 通阳泄浊，豁痰开结，方剂选用瓜蒌薤白半夏汤加味。

（四）瘀血内阻

临床表现： 心胸疼痛剧烈，如刺如绞，痛有定处，甚则心痛彻背，背痛彻心，或痛引肩背，伴有胸闷，日久不愈，可因暴怒而加重，舌质暗红，或紫暗，有瘀斑，舌下瘀筋，苔薄，脉涩或结、代、促。

治　　法：活血化瘀，通脉止痛。方剂选用丹参饮加味或血府逐瘀汤加减。病情稳定时可常服复方丹参滴丸，心痛急性发作时可服用速效救心丸。

（五）心气不足

临床表现：心胸阵阵隐痛，胸闷气短，动则益甚，心中动悸，倦怠乏力，神疲懒言，面色㿠白，或易出汗，舌质淡红，舌体胖且边有齿痕，苔薄白，脉细缓或结代。

治　　法：补养心气。方剂选用保元汤加减。

（六）心阴亏损

临床表现：心胸疼痛时作，或灼痛，或隐痛，心悸怔忡，五心烦热，口燥咽干，潮热盗汗，舌红少泽，苔薄或剥，脉细数或结代。

治　　法：滋阴清热，养心安神。方剂选用天王补心丹加减。

（七）心阳不振

临床表现：胸闷或心痛较著，气短，心悸怔忡，自汗，动则更甚，神倦怯寒，面色苍白，四肢欠温或肿胀，舌质淡胖，苔白，脉沉迟。

治　　法：补益阳气，温振心阳。方剂选用参附汤合桂枝甘草汤加减。

三、中西医对冠心病患者心理问题的认识

（一）西医对冠心病患者心理问题的认识

从国外来看，20世纪50年代，美国心脏病专家弗雷德曼和罗斯曼提出了A型性格的概念。这种性格的人争强好胜，脾气火爆、有闯劲、不善克制、爱显示自己才华，有事业心；对人常存戒心，容易产生敌意情绪，常有时间匆忙感和时间紧迫感等。据研究显示，A型性格者冠心病占冠心病总人数的70%以上，在感受到威胁时，A型性格者的神经和内分泌系统有过度激活的倾向，虽不直接地引起冠心病，但却可间接地造成动脉硬化，从而与冠心病的发生密切相关。

从国内来看，自20世纪90年代，北京大学人民医院心血管病专家胡大一开始在门诊过程中注重"双心门诊"，即提倡心脏和心理门诊"二合一"，这是胡大一提倡"心脏康复"理念的重要内容。因为他发现：许多心血管病患者合并有明显的心理问题，心脏与心理疾病互为因果，相互影响，导致疾病恶化。部分心血管疾病患者尽管进行了药物治疗及支架手术，但是由于合并心理问题，很难恢复正常的工作和生活。一些心血管病患者由于担心病情加重，待在家里不敢动，也不敢上下楼，个别人吓得只能坐在轮椅上度日，性格日趋压抑，生活乏味无趣。医生在调整患者用药的基础上，还应耐心细致地从心理上和生活的各个方面进行指导，让心血管病患者打消顾虑，恢复更好的心脏功能，更好地回归正常生活、减少再发病。例如有一位冠状动脉狭窄的患者在进行了介入治疗后，虽然支架置入手术很成功，但患者却情绪低落，严重失眠。通过与患者交流，医生发现原来他总是担心手术后自己如果活动多了支架会不会掉下来？支架会不会生锈等问题。经过耐心的心理治疗与劝导，患者的胡思乱想减少了，失眠问题减轻了，还能每天参加锻炼。

此外，一些来心血管病专科门诊求治的患者诉说胸闷气促、睡眠中容易憋醒，很像心肌缺血，这让他们感觉很恐惧。但经检查后未发现有明显的心血管疾病。事实上，这类人群的症状是由于经历了不良事件而焦虑、抑郁促发的。西医的治疗手段虽然以生物技术为主导，但在临床上应遵循生物–心理–社会医学模式，对患者进行综合治疗。

由于精神心理卫生是心脏病的危险因素之一，需要纳入心脏健康的整体、综合防治体系，胡大一教授指出，双心医疗是对来心脏科就医患者的健康状况更全面和更准确的把握，是对心血管健康综合、系统的干预。双心不只是心血管和心理的交叉学科，而且还与内分泌失调、睡眠障碍和医患交流等有关联。双心医疗的目的是促进人们的全面身心健康，统一患者的主观感受和客观检查结果。

（二）中医对冠心病患者心理问题的认识

如果长期情志失调，忧思伤脾，或郁怒伤肝，肝木乘土，脾虚气滞，无力推动津液输布，也会聚而为痰，阻碍气血运行，引起心脉痹阻，或为胸痹心痛。清代沈金鳌《杂病源流犀烛·心病源流》认为七情中除"喜之气能散外，余皆足令心气郁结而为痛也"。

四、中医情志养生防治冠心病

预防冠心病的发生或发展的一个重要方面就是心理调节，通过调养心性来达到"治未病"的目的。争强好胜的性格虽有利于在社会生活中处于有利地位，但过犹不及，过度争强好胜的人就如绷紧的弦，容易断开。"文武之道，一张一弛。"从紧张的工作中适度抽离，生活细节中"难得糊涂"才有利于身心健康。《素问·上古天真论》说："恬淡虚无，真气从之，精神内守，病安从来？"这是对性格容易走极端的人最好的忠告。如果做不到"虚无"也不要紧，诸葛亮在《诫子书》中提到的"非淡泊无以明志，非宁静无以致远"，就是一种很有境界的修养，值得参考。

除了认知上要提高，中老年人在具体行为上也应培养好习惯。从文化传统和方便性而言，中老年人可以练习书画，来凝神静气，收敛耗散的精力。当然，如果顺着性格的惯性，满腔功利心地去争夺"书法家、画家"的虚名就违背了初衷，所以将其作为一种陶冶情操的爱好就可以了。关于书法和绘画，清代养生家曹庭栋特别推崇笔墨挥洒，最是乐事。"书必草书，画必兰竹，乃能纵横任意，发抒性灵，而无拘束之嫌"。曹庭栋认为书画寄托了古人的精神追求，应该在窗明几净的环境下欣赏，"到心领神会处，尽有默默自得之趣味在。"好的作品可以赏心悦目，令人乐在其中。学习书法，可以从自己的创造中得到满足感，心境也随之得到一种超然与净化，达到心绪舒畅。

《素问·痹论》中说："阴气者，静则神藏，躁则消亡。"书法能让人的心静下来，排除世俗牵挂而进入精神自由境界、放开胸襟，进入艺术境界。

练习书法要用心用神用气。练字看上去只是手在动，其实全身的气血都在运行，书写者绝虑凝神，心正气和，身安意闲，血脉通畅，完全进入了"练功"的境地。因此练习书法被许多人比喻为"练气功"。写字时头正、肩松、身直、臂开、足安；执笔则指实、掌虚、掌竖、腕平、肘起。一身之力由腰部而渐次过渡到肩—肘—腕—掌，最后贯注到五指，运行于毫端。古人云："力发乎腰"，"务使通身之力奔赴腕下"，就是指此而言。

不同书体还具有不同的养生功效，其中，楷书字体端正工整，结构紧密，笔法严谨，沉着稳重，适合于焦虑、紧张、恐惧者，及冠心病、高血压患者的心理调节。篆书严正安稳、行笔缓慢，尤适合于焦虑、紧张和躁动者练习，及冠心病、高血压患者的辅助治疗。

第三节 支气管哮喘

支气管哮喘简称哮喘，是一种慢性气道炎症，由于气道反应性增高，导致喘息、气促、胸闷和（或）咳嗽等症状反复发作。哮喘表现为发作性咳嗽、胸闷及呼吸困难，部分患者咳痰，发作时的严重程度和持续时间在不同个体间差异很大，轻者仅有胸部紧迫感，持续数分钟，重者呼吸困难，可持续数周。有部分患者的症状能自然缓解。

哮喘的病因或诱发因素包括遗传因素、吸入变应原，空气污染等。西医主要用药物治疗，长期抗炎是基础治疗，首选吸入激素；应急缓解症状的首选是吸入 β2 受体激动剂。西医强调患者应做好预防工作，主要是通过体育锻炼增强体质，同时避免接触诱发因素。

一、病因病机探讨

中医将支气管称为"肺系"，支气管的病变一般从肺论治。历代医家积累了丰富的治疗经验，不仅急则治标，缓解发作时的症状，而且通过扶正固本，达到祛除宿根、控制复发的目的。中医认为本病的发病原因既有内因，又有外因。内因与肺脾肾三脏有关，患者肺脏娇嫩，脾肾多虚。肺虚则卫气在体表不足，腠理不固，容易受外邪所侵，肺的气机不利，难以咳出痰浊；脾主运化水谷精微，脾虚不运，生湿酿痰，上贮于肺；肾的阳气虚弱，不能蒸化水液，水液聚而成饮，妨碍气机。外因主要为感受外邪，接触异气。冬春之际，多有风寒，外邪乘虚入侵而诱发。邪气侵入肺，引动伏痰，痰阻气道，肺失肃降，气逆痰动，发为哮喘。

二、常见证型与处方

（一）发作期

1-寒哮

临床表现：咳嗽气喘，喉间有痰鸣音，痰多白沫，形寒肢冷，鼻流清涕，恶寒无汗，舌淡红，苔白滑，脉浮滑。

治　　法：温肺散寒，化痰定喘。方剂选用小青龙汤合三子养亲汤加减。

2 - 热哮

临床表现：咳嗽哮喘，声高息涌，咯痰稠黄，喉间哮吼痰鸣，胸膈满闷，身热，面赤，口干，咽红，尿黄便秘，舌质红，苔黄腻，脉滑数。

治　　法：清肺化痰，止咳平喘。方剂选用麻杏石甘汤加味。

3 - 外寒内热

临床表现：恶寒发热，流清涕，咯痰黏稠色黄，口渴引饮，大便干结，舌红，苔薄白，脉滑数。

治　　法：解表清里，定喘止咳。方剂选用大青龙汤加减。

（二）缓解期

1 - 肺脾气虚

临床表现：气短多汗，咳嗽无力，常易感冒，神疲乏力，舌淡，苔薄白，脉细软。

治　　法：健脾益气，补肺固表。方剂选用玉屏风散加减。

2 - 脾肾阳虚

临床表现：面色淡白，形寒肢冷，腰膝酸软，脚软无力，大便溏泻，舌淡苔薄白，脉细弱。

治　　法：健脾温肾，固摄纳气。方剂选用金匮肾气丸加减。

3 - 肺肾阴虚

临床表现：面色潮红，咳嗽时作，甚而咯血，夜间盗汗，消瘦气短，手足心热，夜尿多，舌红，苔花剥，脉细数。

治　　法：养阴清热，补益肺肾。方剂选用麦味地黄丸加减。

此外，对于气虚和阳虚患者，可采用冬病夏治的外治法，即在三伏天分3次在背部腧穴处药敷和艾灸，以预防和治疗哮喘，这种做法在我国北方盛行，具有确切的疗效。

三、中西医对哮喘患者心理问题的认识

（一）西医对哮喘患者心理问题的认识

西医学认为，情绪波动和心理冲突可引起哮喘发作。紧张情绪的刺激是哮喘反复发作的诱因，如忧虑、悲伤、过度兴奋甚至大笑都可能会导致哮喘发作。情志应激反应可影响交感–肾上腺髓质系统、下丘脑–垂体–肾上腺皮质系统和免疫系统，加重气道神经源性炎症，引起气道平滑肌的舒缩功能异常。

临床观察发现，哮喘患者的性格特征往往表现为内向、任性、依赖性强，有退缩倾向，以自我为中心，情绪不稳定，容易激动焦虑。情志失常和性格缺陷使机体免疫功能下降，对外界敏感性增强，易诱发和加重哮喘，而哮喘发作本身又可引发患者的紧张与恐惧。哮喘发作时出现的胸闷和呼吸困难等症状均可直接影响患者的心理状态。发作时的呼吸困难导致患者产生濒死感，哮喘时过度通气和低碳酸血症可导致脑血管痉挛、脑血流减少，脑供氧不足，类似窒息，给患者带来强烈的紧张和恐惧。患者家属的情绪状态也常见恐惧不安、焦虑。这些自身或周围人群的情绪状态又可加重哮喘发作，形成"发作→恐惧→发作"的恶性循环。有些患者在缓解期也担心哮喘随时发作，或从书刊和电影中看到别人死亡前呼吸困难的情景，会产生恐惧、紧张，进而对治疗丧失信心。如此心身交织，恶性循环，使哮喘反复发作。

（二）中医对哮喘患者心理问题的认识

就病因而言，隋代的巢元方等人编著的《诸病源候论》中说："夫逆气者，因怒则气逆，甚则……有逆气不得卧而息有音者。"明代的薛己在《内科摘要》中提到："喘急之证，有因暴惊触心。"赵献可在《医贯》说："或七情内伤，郁而生痰……一身之痰，皆能令人喘。"清代的陈修园在《时方妙用》中指出："哮喘之病……一遇风寒暑湿燥火六气之伤即发，动怒动气亦发。"

就病机而言，情志异常导致哮喘发作的病机是"气机不畅"。《素问·举痛论》曰："百病生于气也。"元代朱震亨在《丹溪心法·卷三·六郁》中指出："气血冲和，万病不生，一有怫郁，诸病生焉。"忧思郁怒等不良精神刺激，使肝气郁结，气机不畅，津液运行不利则郁而生痰，痰停于肺，壅滞于肺，肺气不得宣降，在一定诱因的影响下发为哮喘。

心理情绪的变化会影响哮喘病情，而哮喘对患者身体的折磨又可引起心理情绪的变化。上海中医药大学研究者曾在110例哮喘儿童中进行了调查，发现

肝郁型的患儿约占33.64%，该型患儿表现出明显的性格内向和情绪抑郁。他们分析：一方面，父母在面对孩子哮喘发作时，往往显露紧张不安，对孩子采取过度关怀的态度；此外父母对孩子的病情可能采取否认的态度。这两种态度作用于患儿的心理，可能会导致哮喘发作更加频繁和严重。另一方面，哮喘儿童由于疾病的反复发作，可能受到小伙伴的取笑和另眼相看，出于自卑心理和自我保护，患儿会过分依赖家长，寻求安慰，以至任性；性格变得内向、不合群。疾病的反复发作常与情绪相关，以致情绪波动较大。

四、中医情志养生防治哮喘

引发哮喘患者心理障碍的原因是多方面的。既可来自于哮喘病的本身，也可来自社会、家庭，或者治疗哮喘的药物，甚至来自医务人员的言谈举止。

哮喘长期反复发作使患者精神焦虑、苦闷、易激动，对外界言语刺激变得异常敏感。所以积极的心理护理是治疗中不可忽视的重要环节。

就医生而言，要根据患者的年龄采取适宜的心理安慰，用亲切的目光、和蔼的语言减轻患者的思想负担，对患者提出的问题要耐心细致地进行解释说明；提醒患者尽可能避免接触各种媒体上的负面报道和生活中的各种不良精神刺激；从细节上关心体贴患者，开导患者正确对待自己的疾病，解除悲观消极情绪，用正面的实例作为榜样，增加患者战胜疾病的信心。聆听、区分、引导的心理疏导方法可使患者病情缓解或减少发作，从而使患者以积极的心理状态配合药物治疗。

就家庭而言，是身心放松安定的一大港湾，但也可能是情志病的发源地。父母不可对患儿过分宠爱，以免患儿产生依赖心理。家长的宠溺会导致孩子变得霸道，因为一点小事就大发脾气，所以父母要注意教育方式，引导孩子逐渐学会调节自己的情绪，能够冷静、理智地处理问题，培养孩子坚定自信的人格和活泼开朗的性格，增强其自立能力和社会适应能力。家长要对孩子进行心理教育，自己首先要心理健康，因为家长的心理往往会影响孩子的心理。特别需要指出的是：父母吵架或冷战对于孩子来讲都是心理上的创伤，直接影响孩子的心理健康，可使孩子性格变得孤僻敏感。所以，家长要努力塑造自己良好的性格，保持和睦的家庭气氛，在孩子的心目中树立起正面的、可爱的形象，这有助于孩子逐渐战胜疾病。

从外在的环境而言，保持室内空气清新，在上午于室内或室外适当晒太阳也有助于改善患者心情。《素问·四气调神大论》中就用优美的文笔指出四季的身心养护的方法，患有哮喘的成年人不妨参考一下古人的养生方法："春三月，此谓发陈。天地俱生，万物以荣，夜卧早起，广步于庭，被发缓形，以使志生；生而勿杀，予而勿夺，赏而勿罚，此春气之应，养生之道也……夏三月，此谓蕃秀。天地气交，万物华实，夜卧早起，无厌于日，使志无怒，使华英成秀，使气得泄，若所爱在外，此夏气之应，养长之道也……秋三月，此谓容平。天气以急，地气以明，早卧早起，与鸡俱兴，使志安宁，以缓秋刑，收敛神气，使秋气平，无外其志，使肺气清，此秋气之应，养收之道也……冬三月，此谓闭藏。水冰地坼，无扰乎阳，早卧晚起，必待日光，使志若伏若匿，若有私意，若已有得，去寒就温，无泄皮肤，使气亟夺，此冬气之应，养藏之道也。"

以下附录一位咳嗽变异性哮喘患者的一段自述，供读者参考。

"……总感觉症状会反复，一天好一天不好的，心情也会跟着症状变来变去，一旦感觉到不舒服了心情就变差，变差了之后呼吸也会更加困难，慢慢的就只想一个人待着，不想和任何人说话，甚至动都不想动一下。医生也是根据我这个陈述断定这是心理问题的，医生说'哮喘的症状要么就是越来越好，要么就是越来越差，不会一天好一天不好'。精神科的医生也对我进行了心理疏导，告诉我这个病100%能治好。这句话其实是我病情的一个转折点，听到之后感觉就舒服了很多。我就开始自己意识到，原来真的是心理的原因。要说总结经验，我觉得自我安慰才是最重要的，说到底这不是传统意义上的哮喘，只是气道过敏，也就是哮喘的前期症状。呼吸困难只是神经感官上的一个小问题，只要调整好心理状态，不过度关注自己的呼吸，一切就会好起来的。另外，可以去看看走出焦虑症之类的书籍，很有用的。"

第四节 咽喉异物感（梅核气）

咽喉异物感是临床较为常见的咽部神经官能症，归属中医的"梅核气""梅核风""喉节"等范畴。西医学将梅核气分为器质性病因和非器质性病因两种：器质性病因为某些上呼吸道、食道疾病，如上呼吸道慢性炎症、咽喉及扁桃体病变等在咽缩肌处引起局部刺激从而引发痉挛；非器质性病因则多因情志不畅，临床表现为咽部不适、刺激性干咳、声嘶、咽部分泌物增多等，重者伴有恶心呕吐、咽喉部黏膜弥漫性充血等症状。由于患者咽喉部发病，常引发进食困难、食欲不佳，对患者的正常生活造成较大的影响。

中医认为梅核气的产生常与七情不畅有关系，七情内伤导致肝气郁结，肺主宣发肃降的功能受阻，循经上逆，结于咽喉；或肝气乘脾犯胃，脾主运化功能失常，津液不得输布，凝结成痰，痰气结于咽喉引起。目前由于该病多以青壮年为主，且女性比例高于男性，主要因现代社会压力的增大导致现代青年的情志紊乱异常，过怒、过忧、过思等七情过激而引起。

一、病因病机探讨

中医对于梅核气的认识始见于《内经》，其虽无梅核气的病名，但对其病因、病症已经有了明确的认识。本病多为情志所伤，始于肝失条达，气失疏泄，脏腑经络的气血失调，机体产生痰、气、血互结的病机。肝气郁结，横逆乘土，则出现肝脾失和之证。忧思伤脾，思则气结，可导致气郁生痰，痰气郁结；或肝郁抑脾，饮食渐减，生化乏源，气血不足，形成心脾两虚或心神失养之证。更有甚者，肝郁化火，可致心火偏亢，火郁伤阴，心失所养，肾阴被耗，出现阴虚火旺或心肾阴虚之证。

二、常见证型与处方

（一）痰气凝结

临床表现： 常见于暴怒、悲愤等强烈情志刺激以后，咽中有异物梗塞感，或如梅核堵塞，脘闷胁胀，嗳气太息，口淡寡味，咯白黏痰，易精神紧张，多虑多疑，舌色淡，舌苔白腻，脉弦。

治　　法： 疏肝解郁，理气降逆。方剂选用柴胡疏肝散加减。

（二）痰热互结

临床表现： 精神抑郁不振，咽中有梗塞感，咯之不出，咽之不下，每遇情志波动加重。伴有胸闷心烦，胃脘痞满，口苦咽干但不欲饮水，舌淡红，苔黄腻，脉弦滑。

治　　法： 导气解郁，化痰散结。方剂选用半夏厚朴汤加减，也可选用葛根芩连汤等辅助治疗。

（三）心脾两虚

临床表现：咽中有异物感，迁徙日久，头晕神疲，心悸气短，纳少寐差，面色萎黄，舌淡苔白，脉细。

治　　法：补心益脾。方剂选用归脾汤合二陈汤加减。

（四）瘀血阻滞

临床表现：咽喉部有异物堵塞感，迁延日久，头晕神疲，伴胸胁疼痛，头晕头痛，面色晦暗，失眠健忘，或经行腹痛，或月经不调，舌质紫暗，或有瘀斑、瘀点，脉弦或涩。

治　　法：活血化瘀，理气散结。方剂选用血府逐瘀汤加减。

（五）阴虚火旺

临床表现：咽部有异物感，咽干口燥，五心烦热，潮热盗汗，耳聋耳鸣，头晕眼花，腰膝酸软，形体消瘦，失眠多梦，舌质红，苔少而干，脉细数。

治　　法：养阴降火，利咽开郁。方剂选用知柏地黄丸合白虎汤加减。

此外如有其他症状，应在专业医师的指导下用药，并且梅核气患者要保持乐观积极的心态，积极进行心态调整，促进疾病的康复。

三、中西医对咽喉异物感患者心理问题的认识

（一）西医对咽喉异物感患者心理问题的认识

梅核气在西医学中被归为咽部神经官能症的范畴。但是根据临床经验总结，社会心理因素对于该病的发生、发展有着很密切的联系。梅核气患者因为疾病的缠绵难愈且经常性反复常常以为"癌"而内心产生较大的负担，神经紧张，内心信念动摇，对生活失去信心。不仅如此，还因为心生忧虑情绪而导致其他继发症的发生，如：精神抑郁，四肢消瘦等，这些不利于疾病康复甚至加速疾病向更恶劣的进程发展。因此医生在治疗梅核气患者时应注意对于患者心理的辅导，增加与患者的沟通，让患者充分了解自己的疾病，减少患者内心的无端揣测，让患者重拾对于治愈疾病的信心。

（二）中医对梅核气患者心理问题的认识

情志，即七情五志的统称，是人体对于不同事物，不同环境所做出的反应，包括精神、情绪、意识等一系列活动。《黄帝内经》中将七情分为喜、怒、忧、思、悲、恐、惊，将怒、喜、思、忧、恐称为五志。五志活动以脏腑气血津液为物质基础，受心的主宰作用调控全身，调畅全身气机。若七情过激或五志过极可使人体气机运行紊乱，脏腑阴阳气血运行失衡，由此导致百病生。古代医家认为梅核气多因情志产生较大的波动，如思虑在五行学说中对应脾胃，而过思、过虑等会损伤脾胃，从而导致脏腑情志不畅，肝气郁结，痰湿蕴脾，痰饮凝结，痰气结于咽喉部所致。气郁、痰结、痰气互结是基本的病理变化。故而其治法为疏肝解郁，疏气化痰，消散郁结。因此中医善于从"过思伤脾"等方面诊察病情，确定情绪引导的方案及医药治疗。

中医讲"悲哀忧愁则心动，心动则五脏六腑皆摇"，适当的情绪变化有利于我们抒发自己的内心，释放自己的压力，但是过度的情志波动导致情志不畅，从而影响全身的脏腑气血津液运行，导致痰饮、瘀血、阴阳失调等里实证的产生，也就产生了如梅核气之类的以情志不畅为发病病机的情志病，因此《素问·汤液醪醴论》有云："精神不进，意志不治，故病不可愈"。消极的精神意志会让疾病发展趋向恶化甚至伴随继发症的产生，而积极向上的情绪则有利于疾病的康复，增强患者战胜病魔的信心。因此中医治疗讲求在药物针灸治疗之外，调畅患者的情绪，使患者病情发展可以向积极的方面发展。

四、中医情志养生防治梅核气

中医从五行学说中得到灵感，善于通过引导、疏泄患者的情志、情绪来使患者产生积极心理，促进疾病向平稳方向发展，甚至可能更利于做出对疾病康复有利的反应，从而减少外科治疗的痛苦和内科药物的依赖性，这也与中医所提倡的治未病相吻合。调节情志，舒缓压力，顺应自然，七情调畅等情志防治方法为今后中医临床诊治的重要组成部分，而梅核气作为典型的情志病更应着重从情志防治入手，以减轻患者在日常生活中的痛苦，改善生活质量。

（一）心理引导疗法

心理引导疗法是医护人员在日常与患者接触的过程之中利用言语、行为动作或其他方式，传递甚至给予病患以积极的心理信号，从而使患者在内心形成积极情绪，解除其心理上的压力和负担，不附带负面情绪地配合医护人员进行治疗，达到消除疾病症状或增强某种治疗方法效果的目的。暗示作用不仅影响人的心理与行为，而且能够间接引导人体的行为。如中国古代寓言故事中的画饼充饥，即暗示疗法的典型例证。

《素问·移精变气论》曰："余闻古之治病，惟其移精变气，可祝由而已。"心理引导疗法是古代一种治疗心理疾病的常用方法，通过分析疾病产生的原因，进而采取相应的情志疗法。在治疗过程中，医生通过与患者的多次交谈，和对其进行的细致检查，让患者相信其并无严重或难治的疾病，以语言暗示患者所用药物疗效的肯定性，服用后很快会有明显的效果，使其能够较积极地接受治疗。在治疗过程中，家庭的支持作用很重要，建议在患者家属的参与下进行治疗，这样有利于医患交流，更好地了解病情，更能使患者产生心理依赖感。另外，若患者存在明显的情志改变而导致药物治疗无效者，可借助专业仪器设备检查，以消除其疑病心理，让患者信服并对检查结果深信不疑。

（二）语言诱导法

语言诱导疗法指正确地运用语言，通过同患者进行言语沟通、启发、诱导的方法，分析病因病机，阐释治则治法，解除患者的思想负担和情绪包袱，使之积极地配合治疗，从而促进疾病治疗和愈后康复的治疗方法。《灵枢·师传》记载："人之情，莫不恶死而乐生，告之以其败，语之以其善，导之以其所便，开之以其所苦，虽有无道之人，恶有不听者乎？"因此在疾病治疗时医生应当通过接触患者，了解患者心理情绪，进行针对性地解释、诱导、开化，做到患者信任医生，医生尽责患者从而形成紧密良好的医患关系，从而达到祛邪愈病、心身康复的目的。梅核气患者往往因为症状表现剧烈而形成沉重的精神包袱，紧张不已，甚至丧失治疗信心，对此应首先倾听患者的内心想法和感受，帮助患者分析病因病机，阐释梅核气的多发性，利用自己多年的从医经验安抚患者，并通过患者对于医生的信赖心理恢复患者治疗的信心，积极配合；同时向患者指明此病多因七情过度、气机不畅、肝气上逆，肺宣降功能受阻，治疗时多以疏肝气、解郁热、理气化痰为主，患者在治疗过程中应注意调整自己的心态，保持心情愉悦，则气血通畅，脏腑协调，更有利于病情恢复。若患者生性胆小多疑，时刻紧张、焦虑，则主观的感觉更加明显，从而更加怀疑病情，形成一种恶性循环。此时应引导患者正确认识疾病及病情的变化趋势，使患者明确其消极心理状态对愈病的危害和积极心理对于疾病指导的作用，提醒患者调畅情志，配合治疗，按时用药，遵守医嘱是可以恢复健康的，以增强患者战胜疾病的信心。制定有益于治疗和康复的具体措施，让患者表达和释放内心的消极情绪，克服内心的苦闷、焦虑和紧张。

（三）移情易性法

移情，是指将患者的注意力从对疾病不愈的担忧转为对日常生活中某些事物、活动的兴趣上，《续名医方案》曰："失志不遂之病，非排遣性情不可"，"虑投其所好以移之，则病自愈"。《临证指南医案》指出："情志之郁，由于隐情曲意不伸，郁症全在病者能移情易性"。说明情郁之症可以用移情易性之法治疗。梅核气患者性格多抑郁焦虑、多愁善感，疑病倾向明显，因此，应多引导患者参加各种文体活动，调畅情绪。《理渝骈文》认为："七情之病者看书解闷，听曲消愁，有胜于服药者矣。"可按照患者的个人兴趣爱好选择读书、歌舞、垂钓等富有生活乐趣的活动，或鼓励患者积极参加体育锻炼活动，如跑步、太极拳等，增强体质，分散患者对疾病的注意力，放松心情，培养乐观的生活态度，达到移情易性的目的。

（四）宣泄解郁法

宣泄就是发泄不快，宣泄解郁法是通过与人分享不悦甚至哭诉自己的遭遇等方式，将忧郁、悲痛等不良情绪宣泄出来。郁即郁结，主要指忧虑、悲痛等让人失去对生活信心的不良感情。当患者通过与其他家属甚至是医生交流时，倾听者应做好耐心、善听的准备，借机帮助患者达到释放不悦情绪、改善情志不畅、促进身心舒畅、恢复心境平和的目的，使其内心的悲痛、不悦得以充分的释放。古人云："神者，伸也，人神好伸而恶郁，郁者伤神，为害匪浅"，"郁者发之"。生活中我们常用的宣泄方法包括哭诉法、倾诉法、借物发泄法等。梅核气发病常与肝气不畅、七情过激等负面情绪相关。而通过平时倾听患者内心世界，帮助患者发泄压抑、郁忿等不良情绪。对于有悲郁情绪的患者，医生应当积极引导患者哭诉不悦遭遇或者对于疾病发展的担忧，视不同情况，帮助患者分析病因病机，阐释发病的机理，说明治疗的可行性，增强患者战胜疾病的信心，恢复患者对于生活的渴求。但是也要注意哭诉不宜太久，过度哭泣对于眼部的损伤也不应忽略，要在治疗过程中注意这点。

（五）顺应情志法

顺应情志法是指顺应患者在疾病治疗中的情志和情绪，通过满足患者的身心需要以达到安抚患者情绪的目的，是治疗情志不畅所致病症等的一种心理疗法。"意念未遂，所求不得"是导致精神疾病的常见原因或诱发因素。张景岳说："若思虑不解而致病者，非得情舒怨遂，多难取效。"对于患者心理上的欲望，本法主要运用于因七情不畅而产生的情志病或情志不遂为重要病因的心理疾患。《荀子》说："凡人有所一同：饥而欲食，寒而欲暖，劳而欲息，好利而勿害，是人之所生而有也。"物质是精神的基础，食暖利益是人们在日常生活中的基本欲望，也决定了人们的情绪好坏，因此在疾病发展治疗的过程中，当患者基本的欲望得不到满足甚至严重匮乏时，仅仅依靠言语开导，疏导患者的不悦、忧虑情绪，培养积极情操是很难真正消除患者的内心疾患的，所以有"百姓人民，皆欲顺其志也"（《灵枢·师传》）之说。因此，满足患者的内心需要是心理治疗的一个重要的部分，当患者的愿望得到满足，就会对于治疗产生相应的依附感，自然而然地配合医生的诊治，积极参与治疗过程，诉说内心世界。因此在护理中应注意分析相应情况，若是合理合法的要求愿望，在条件允许下应尽最大努力满足，若是对那些不切实际的想法、欲望自然不能一味地迁就和纵容，而应当善意地、诚恳地采用说服教育，以期得到理解和尊重。

第五节　糖尿病

糖尿病是一种以高血糖为特征的代谢性疾病。高血糖则是由于胰岛素分泌缺陷或其生物作用受损，或两者兼有引起的。长期存在的高血糖可导致眼、肾、心脏、血管、神经等组织器官的慢性损害和功能障碍。

目前尚无根治糖尿病的方法，但通过多种治疗手段可以控制。主要包括5个方面：糖尿病知识的教育、自我监测血糖、饮食治疗、运动治疗和药物治疗。

一、病因病机探讨

早在《黄帝内经》时期，古人就对糖尿病有所认识，称之为消渴、脾瘅、消中、消瘅等。目前中医界仍用"消渴"这一病名，从名词的字面上看，与症状较明显阶段的糖尿病相近。但也有许多学者将其用作糖尿病的中医名称。

《素问·奇病论》中描述了汉代医学家对消渴病诊治的探究："此五气之溢

也，名曰脾瘅。夫五味入口，藏于胃，脾为之行其精气，津液在脾，故令人口甘也。此肥美之所发也。此人必数食甘美而多肥也。肥者令人内热，甘者令人中满，故其气上溢，转为消渴。治之以兰，除陈气也。"汉代张机在《金匮要略》中记载对消渴的临床表现和治疗方药。隋代《诸病源候论·消渴候》论述其并发症说："其病变多发痈疽。"唐代《外台秘要》引《古今录验》说："渴而饮水多，小便数……甜者，皆是消渴病也。"又说："每发即小便至甜"，"焦枯消瘦"，对消渴的临床特点作了明确的论述。金代张子和在《儒门事亲·三消论》中指出："夫消渴者，多变聋盲、疮癣、痤疿之类。"

传统中医认为：消渴病的病机以阴虚为本，燥热为标，两者互为因果，病变的脏腑主要在肺、胃、肾，尤以肾为关键。明代王肯堂在《证治准绳·消瘅》中指出"渴而多饮为上消（经谓膈消），消谷善饥为中消（经谓消中），渴而便数有膏为下消（经谓肾消）"。现代中医认为消渴病的病因主要有过食肥甘、五志过极、房室不节、热病火燥及先天禀赋不足等，对消渴的病机与治疗方法和方药有了更深入的研究，开拓了用活血化瘀法等治疗消渴的思路。

二、常见证型与处方

（一）肺热津伤

临床表现：烦渴多饮，口干舌燥，尿频量多，舌边尖红，苔薄黄，脉洪数。

治　　法：清热润肺，生津止渴。方剂选用消渴丸加减。

（二）胃热炽盛

临床表现：多食易饥，口渴，尿多，形体消瘦，大便干燥，舌红苔黄，脉滑实有力。

治　　法：清胃泻火，养阴增液。方剂选用玉女煎加减，或清胃散加知柏地黄丸合用。

（三）肾阴亏虚

临床表现：尿频量多，混浊如脂膏，或尿甜，腰膝酸软，乏力，头晕耳鸣，口干唇燥，皮肤干燥、瘙痒，舌红苔，脉细数。

治　　法：滋阴补肾，润燥止渴。方剂选用六味地黄丸加减。

（四）阴阳两虚

临床表现：小便频数，混浊如膏，面容憔悴，耳轮干枯，腰膝酸软，四肢欠温，畏寒肢冷，阳痿或月经不调，舌苔淡白而干，脉沉细无力。

治　　法：温阳滋阴，补肾固摄，方剂选用金匮肾气丸加减。

消渴容易发生多种并发症，应在治疗本病的同时，积极治疗并发症。现代中医认为消渴多伴有瘀血的病变，故对于上述各种证型，尤其是对于舌质紫暗，或有瘀点瘀斑，脉涩或结或代者，可加用活血化瘀的方药。

三、中西医对糖尿病患者心理问题的认识

（一）西医对糖尿病患者心理问题的认识

国内外研究公认情绪应激可以影响糖代谢过程。近年来，随着医学模式由生物模式向生物–心理–社会医学模式的转变，对2型糖尿病患者或糖尿病前期患者的负性情绪研究日渐增多。负性情绪即消极情绪，主要包括焦虑、抑郁两方面。由于患者即将面对长期用药的现实，有些人会担忧药物的毒副作用，而严格的饮食控制易导致患者对生活的兴趣下降，产生抑郁、烦躁、厌世等情绪，不利于患者配合临床治疗，反而会加快患者由糖尿病前期进入糖尿病期，或加重病情。尤其值得一提的是，许多糖尿病前期患者对疾病的预后认知不足，心理上困惑、无奈和疑虑，精神压力较大，造成身体不适。因此，对糖尿病前期患者的心理问题进行针对性干预尤为重要。有研究者分析焦虑作为一种应激源诱发机体应激反应，可以导致下丘脑–垂体–肾上腺皮质轴功能亢进，外周皮质醇增多，从而诱发胰岛素抵抗。

章玉玲等的调查结果显示糖尿病前期患者的焦虑与年龄、家庭月收入呈负相关，患者越年轻焦虑发生率越高。她们分析原因可能包括：①年轻人饮食结构西方化，工作压力大，外出应酬多，对不能处理好糖尿病需坚持控制饮食、增加运动等生活方式干预与外出应酬多的矛盾易产生焦虑。②年轻人承担工作、家庭及社会角色责任多、压力大，血糖异常会带来不良心理体验，更担心糖尿病前期转变为糖尿病。③糖尿病具有较多的并发症，一般需要终身药物治疗，经济条件差的患者担心治疗费用高，有时甚至拖延治疗，更易产生焦虑。随着我国社会医疗保险制度的普及，低收入患者的焦虑可以得到明显的缓解。

（二）中医对糖尿病患者心理问题的认识

中医认为消渴与郁证两者可互为因果，同时存在。郁病日久转为消渴属于"因郁而病"，消渴日久发为郁病属于"因病而郁"，后者较为多见。由于消渴是难以根治的慢性病，而且有诸多并发症，所以一些内向性格又生活不如意的患者会情绪低落，活动减退，继发抑郁症。尤其是当病情进入后期，患者出现坏疽，需要截肢，或者眼睛、内脏出现问题，对患者的心理会造成巨大的打击，情志异常较为多见。抑郁症在中医理论中属于郁证范畴，消渴引发的郁证是一种身心疾病，由于抑郁症状相关的体征多样，具有一定的隐匿性，易与糖尿病的并发症混淆，临床漏诊率高。

四、中医情志养生防治糖尿病

正如《灵枢·玉版》所言："病之生时，有喜怒不测，饮食不节。"对多因素引起的消渴，防控也需要从情志调节、饮食控制和适度运动这3方面综合考虑，3者的结合会出现"1+1+1＞3"的效果，即可以互相促进，相得益彰。比如对一些常年饮食不节的人群而言，硬性抑制食欲戒馋的难度很大，反而会致其对一些甜食产生更强烈的需求，例如有一位患者的女儿告诉医生，她发现患有糖尿病的母亲有时会半夜悄悄起来，背着家人"偷吃"西瓜，对此她觉得既无奈又同情，不知如何是好。很显然，这位患者虽对饮食有一定的理性认识，但无法控制食欲。对此，除了修正饮食方案，循序渐进，也需要转移注意力，根据患者病情和兴趣爱好制定出可行的运动项目，除了慢走，还可以参加集体活动，随着悠扬的音乐打太极拳、太极剑等，通过活动肌肉，促进气血流通，在与别人的交流中也可以缓解情绪上的压抑和紧张。

此外，按摩穴位既能有效地转移注意力，也能在一定程度上降低患者血糖的吸收。简单的按摩方法如下。

（1）按摩涌泉穴：在午睡后或晚上睡前，患者平躺于床上，家属或护理人员用手摩擦按压涌泉穴，用力可轻重交替，直至局部有热感为止，每日1次。

（2）按摩神阙穴：患者在饭后1小时左右，或坐或躺，双手掌交叠，轻轻按压在肚脐上，意念也集中到该处，随意轻轻用手掌糅动，每次5～10分钟，以局部有舒适感为宜。

第六节 甲状腺功能亢进症

甲状腺功能亢进症简称为"甲亢"，分为弥漫性毒性甲状腺肿、炎性甲亢、药物致甲亢等，多见于20～40岁的青壮年发病，以女性多见，男女比例1∶（4～6）。本病一般起病缓慢，经常由于精神刺激、创伤及感染等情况而诱发或导致病情加重。由于甲状腺合成释放过多的甲状腺激素，造成患者机体代谢亢进，出现进食增多、便次增多和体重减少，同时，由于产热增多，患者怕热出汗，个别患者出现低热。甲状腺激素增多会刺激交感神经兴奋，使患者出现心动过速、失眠、情绪易激动、焦虑的症状，体格检查时可见甲状腺肿大、手细颤。多数患者还常常同时有突眼、眼睑水肿、视力减退等症状。

一、病因病机探讨

传统中医没有与甲亢完全对应的病名，一般把甲状腺功能亢进症归入"瘿病"的范畴。在临床症状特点方面，本病还涉及中医的心悸、汗证、痰证等内伤杂病。瘿病的病因主要是禀赋不足、情志内伤，饮食失宜等。初期多为气滞痰凝，结聚颈前，日久引起血脉瘀阻。本病与肝、脾、心的气血失常有关。病理性质以实证居多，久病则可兼见气虚、阴虚等虚证之候。女子以肝为先天，由于心理和生理特点，中青年女性容易肝气郁滞，化火伤阴，煎熬津液而成痰，所以女性的患病率较男性高。在经络学方面，足厥阴肝经向上循喉咙之后，经行甲状腺附近部位。一旦肝郁气滞，津液停滞在肝经部位，痰结颈前则致甲状腺肿。肝的经脉上行连目系，所以肝开窍于目，肝火上扰清窍，则目肿痛、目眩甚则眼球突出。

二、常见证型与处方

（一）气郁痰阻

临床表现：颈前喉结两旁结块肿大，质软不痛，颈部觉胀，胸闷，喜太息，病情常随情志波动而变化，舌淡红，苔薄白，脉弦。

治　　法：行气解郁，化痰散结。方剂选用四海舒郁丸加减。

（二）肝火旺盛

临床表现：颈前喉结两旁轻度或中度肿大，柔软光滑，烦热，容易出汗，性情急躁易怒，眼球突出，手指颤抖，口苦，舌质红，苔薄黄，脉弦数。

治　　法：清肝泄火，消肿散结。方剂选用栀子清肝汤合消瘰丸加减。

（三）心肝阴虚

临床表现：颈前喉结两旁结块质软，心悸，心烦少寐，易出汗，手指颤动，眼干，目眩，倦怠乏力，舌质红，少苔，舌体颤动，脉弦细数。

治　　法：滋阴降火。方剂选用天王补心丹或一贯煎加减。

（四）痰结血瘀

临床表现：颈前喉结两旁结块肿大，按之较硬或有结节，舌质暗或紫，苔薄白或白腻，脉弦或涩。

治　　法：理气化痰，活血消瘿。方剂选用海藻玉壶汤加减。

三、中西医对甲亢患者心理问题的认识

（一）西医对甲亢患者心理问题的认识

研究表明：长期或强烈的精神刺激常可引起甲状腺功能亢进。在本病的发生、发展和治疗过程中，心理因素的影响是非常明显的。情绪的异常可以导致神经、内分泌、免疫功能的紊乱，引起一系列病变。所以甲亢被认为是一种典型的与精神–心理应激、个性特征密切相关的心身疾病。还有研究表明：甲亢患者在人际关系方面，敏感性比普通人要高，性格中的偏执、强迫、焦虑、敌对程度高于普通对照人群。

甲亢患者多数表现为易激动、情绪易变，自感精力亢盛，注意力集中的时间短。但甲亢还有一种特殊表现类型，即淡漠型甲亢，症状与典型的甲亢症状相反，多见于老年患者，临床表现可见神情抑郁，食欲不振，对周围的各种事物漠不关心，思维活动迟钝，应答问题迟缓，懒言少语。

（二）中医对甲亢患者心理问题的认识

早在隋代巢元方等人编写的医学著作《诸病源候论·瘿候》中就推测甲状腺肿大的病因："瘿病由忧愤气结所生，亦由饮沙水，沙随气入脉，搏颈下而成。"南宋·严用和在《济生方·瘿病论治》中指出："夫瘿瘤者，多由喜怒不节，忧思过度，而成斯疾焉。"明代医学家李梴在《医学入门·瘿》中指出："原因忧郁恚怒所致，故又曰瘿气，令之所谓瘿囊者是也。"清代沈金鳌在《杂病源流犀烛》明确指出："瘿之为病，其症皆隶属五脏，其源皆由肝火。"

中医认为：人的精神活动虽然由心所主宰，但精神活动的正常进行离不开其他脏的配合。肝主疏泄，能调畅全身气机，推动血和津液运行，而血能养神，所以肝的疏泄功能有助于调畅情志。如果受到不良信息的刺激，七情内伤，肝气疏泄不及则郁结，气血运行不畅，患者会出现闷闷不乐、善太息；如果患者暴怒，则会引发肝的疏泄太过，气血上冲，引起情志活动的亢奋，常表现出面红目赤、急躁易怒等症状。

四、中医情志养生防治甲亢

中医认为人体健康的基本条件是"形与神俱"，就是人的精神与形体是一个不可分割的整体。形神一体的关系如果被破坏，造成阴阳破坏失调，就导致心身疾病。甲亢就是一种形神关系被破坏，甚至进入恶性循环的疾病。虽然甲亢的发作常与情志刺激有关，但在疾病发生后，不能只进行心理治疗而忽视了药物治疗，反之亦然。同时，甲亢患者的情志养生不能仅任由患者个人自身的心理调节，而需要以医护人员为主导，患者和家属应当信任和积极配合医护人员，才能成功。

中医心理治疗甲亢有诸多优点，例如充分考虑传统文化、社会家庭环境和生活方式对患者心理的影响，注重治疗的体质差异等。甲亢患者精神紧张，常表现出多疑，这与交感神经持续兴奋有关。例如：其他人讨论与患者无关的生活琐事时，患者也会怀疑别人在非议自己，由此气愤难平，或者自卑消沉，甚至导致患者不愿意配合医治。所以，如果单纯依靠患者自身修养去调理身心，恢复健康有较大难度，医护人员和家属的关心与耐心是甲亢患者康复的重要保障，即本病的情志养生不能只凭患者本身，而应该是社会–医院–家庭整体进行配合。由于甲亢患者的情绪容易不稳定，因此在病房或家中要避免噪音，保持较安静的环境。

甲亢容易导致患者脖子粗大、眼球突出等，部分患者特别是女性患者，会因此产生强烈的自卑感。此外，因患者情绪不稳定，容易引起社会交往障碍，朋友较少，有的患者就此封闭自己的内心，拒绝心理治疗，导致病情的加重。

中医一般采用移情变气疗法配合药物、针刺治疗甲亢。"古之治病，唯其移情变气"。移情，即改变内心情绪的指向性，改变不良的思维习惯，转移注意力到具有正能量的事情方面，排遣情思，改变心志，缓解和消除由情志导致的疾病的心理治疗方法。患者因为过分注意躯体一些部位，产生的强化病态条件反射，及由于患者过分关注自己的病痛，以至对疾病的治疗和康复产生障碍。医生可以调动患者的注意力，以改变患者的注意焦点。注意力转移的方法是指患者思虑的重点转移，分散到其他方面，缓解和消除由于过分关注躯体某些部位的不适而产生和强化了的病态条件反射。患者通过逛公园、参加音乐舞蹈演出、参观各种展览，为自己创造治愈疾病的心理环境，有助于气血正常运行，进而有利于身体康复。

医生还可通过指导患者进行调息锻炼，练习简便易学的八段锦动作去控制精神情绪，改变精神活动的指向，使之逐渐趋向内守，进一步在意念引导下调畅全身的气机，达到形神合一，从而达到移情变气的治疗目的。

甲亢患者对该疾病了解较少，因此医护人员应当耐心地讲解本病的临床症状及治疗措施，多向患者讲解成功战胜疾病的案例，增强患者战胜疾病的信心。家属对于患者应保持宽容和鼓励的心态。

第七节　肥胖症

肥胖症是一种常见的慢性代谢疾病，当人们的日常进食超过了人体的正常需要，多余的热量就会以脂肪的形式储存在体内，造成体内细胞的肥大或者脂肪细胞的增多，而随着脂肪的不断积累并达到一定的值就会演变成肥胖症。根据WTO发布的对于成年人的体重指数的分级，当体重指数BMI≥25为超重，BMI≥30为肥胖，这成为衡量肥胖症是否发病的主要指标。

肥胖症的危害是显而易见的，会增大患者体重和心脏负担，影响患者体内的代谢和激素调节并诱发高血压、动脉粥样硬化和高脂血证、糖尿病等一系列疾病，除此之外还影响消化功能和肾脏功能。在生理性的危害之外，肥胖症患者常常因自身体型肥胖的原因而产生自卑心理，导致精神类疾病的发生，这一系列危害都让肥胖症成为全球普遍关注的公共健康问题，也是现在医学研究的热点问题。

一、病因病机探讨

西医学多运用言语治疗和心理辅导，提醒患者从管住嘴、迈开腿、外出锻炼等方式来预防和治愈肥胖病，对于如何利用医药手段治愈缺乏有效的方法，但中医学对于肥胖症的认识已是源远流长并形成了治疗该疾病的详细体系，值得西医学借鉴与思考。

中医学最早的医学著作《黄帝内经》中就有不少关于肥胖症的认识，《素问·通评虚实论》中载有："甘肥贵人，则高粱之疾也"，认识到肥胖症的发生与不良的饮食习惯有着极大的关系，认为过多食用肥甘厚味而身体无法充分处理导致热量积攒在身体内形成了脂肪。至金元时期，李东垣认识到："脾胃俱旺，能食而肥；也有脾胃俱虚，少食而肥"，发现了肥胖与脾胃之气有关系。若湿邪侵入人体或内生痰湿困于脾胃，会造成脾胃运化功能失调，精微水谷滞留在体内形成脂肪；若脾胃功能过于旺盛，使得人体摄入过多而运动不足、代谢停滞、消耗不足，也会导致肥胖的产生。经过长期的发展，中医认识到肥胖多因水湿痰饮停积在人体各个部分造成了身型肥胖的事实，并且古人也学会通过控制饮食和针灸推拿来减轻体重，还有用药物来治疗肥胖症，这些传承下来的经验也为现代中医学治疗肥胖症提供了理论支持。

二、常见证型与处方

（一）湿困脾胃

临床表现：易感疲惫乏力，头身困重、浮肿，口腻纳呆，食少腹胀，便溏泄泻、小便短少，舌体淡胖有齿痕，舌苔白滑薄腻，脉濡缓。

治　　法：益气健脾化湿。方剂选用参苓白术散加减。

（二）痰湿内盛

临床表现：腹部肥胖，头身困重，周身乏力，痰多壅盛、胸脘痞闷，口腻纳呆，舌体胖大且为齿痕舌，舌苔白滑、白腻，脉沉细。

治　　法：理气化痰祛湿。方剂选用二陈平胃散加减。

（三）脾肾阳虚

临床表现：常畏寒肢冷，腰膝酸软，下腹冷痛，全身肥胖水肿但以颜面和下肢为重，小便不畅，便溏腹泻，面色㿠白无华，舌淡胖、苔白滑，脉沉细无力。

治　　法：温肾健脾化湿。方剂选用金匮肾气丸加苓桂术甘汤化裁。

三、中西医对肥胖症患者心理问题的认识

（一）西医对肥胖症患者心理问题的认识

随着社会的进步，肥胖症已经发展成公认的世界第四大健康疾病，成为当今医学研究的前沿问题，西医学也不断针对肥胖症发明了更多的治疗手段和康复方法，但是肥胖症的治疗不仅仅局限于临床各项指标的控制，还应该关注患者的心理健康并针对心理问题制定相应对策。

肥胖症的类型可简单分为两种。一种为患者常常处在安逸的生活环境下，生活的压力不大，生活作息规律良好，心情舒畅没有负担并且平时的饮食条件良好，在这样的生活下，患者肠胃功能会更加亢奋，容易摄入更多的食物和热量，造成脂肪含量的升高和体重的大幅度增加从而形成肥胖。一种是由于抑郁、焦虑、社交不良等心理因素导致，着重体现在青少年和老人群体。两群体中很多患者与社会的接触不多，无法建立正常人际交往关系。例如老年男性，衰老意味着身体功能的减退，对于家庭的重要性会慢慢降低从而自尊心受挫，情绪低落，造成内心的抑郁和孤僻，而抑郁会增加暴食、强迫性的饮食、脂肪的摄入增加等风险，最终导致肥胖症的发病。在肥胖症的日常治疗中，若是因为轻松的生活导致发病，可适当增加患者心理负担和精神压力，控制过多的饮食摄入，但需结合患者自身的情况，不要超过患者的承受限度；对于过度抑郁引发肥胖的患者，医生要注意与肥胖患者的沟通，帮助他们树立自信心，克服自卑感，增加户外活动，建立正常的人际关系网，这样才能更好地在药物治疗外改善身体，促进康复。

（二）中医对肥胖症患者心理问题的认识

几千年中医学发展的过程中发明了多种有效、简便、可行的独特疗法，而中医的情志治疗便是其中重要的组成部分之一。《素问·宝命全形论》中说：

"一曰治神，二曰知养身，三曰知毒药为真，四曰制砭石大小，五曰府藏血气之诊。"治神在心身疾病的发生、发展、治疗和预防方面发挥了重要作用。中医认为心理因素和其他外感病邪一样都是导致疾病的重要原因之一，因而发明了多种情志疗法运用于疾病的治疗。

四、中医情志养生防治肥胖症

中医认为肥胖症的发病，情志因素是重要的致病因素之一，七情过激，脏腑气机失调，水谷运化不利，或心情舒畅，脾胃功能良好，水谷精微的过度吸收是该病的情志病机，因此善用传承千年的情志疗法，疏理脏腑气机，保持内心情志稳定对于肥胖症的治疗有着重要的意义。

（一）以情胜情法

自古以来，五行学说作为中国传统文化的一种，不仅流传在民间形成了广泛的民风传统，更在中医的诊治方面发挥了重要作用。在情志治疗方面则形成了中医颇具特色以情胜情法，即通过将情志归类于五行，将五行相生相克运用到情志的相生相克中来治疗疾病。

肥胖症的情志病机在于忧思恼怒造成肝郁气滞。众所周知，喜是一种愉快和轻松心情的体现，中医据此有"喜则气缓"的说法，所以肥胖症患者在日常生活中适当保持愉悦心情对于缓解忧虑、紧张、愤怒的情绪具有很好的作用，可以增强患者对于生活的向往和战胜肥胖的信心。除此之外，可以利用五行相克的理论与情志相联系来治疗。肥胖病患者多因生活琐事不顺而恼怒忧虑，根据这样的分析我们可以用"喜"来加以控制病患的"怒"和"忧"。忧对应金，而喜对应火，在五行中心火克肺金，因此以喜克忧，消除气滞，《续名医类案·瘤》中曾记载张子和治息城司候胸部结块的案例，通过模仿巫医滑稽的动作引起患者大笑，过几天便发现患者胸中的肿块消失了。这一案例说明利用舒缓病患焦虑心情，创造欢愉的气氛来治疗疾病具有重要的借鉴意义。如果患者因为生活平稳，心情大好导致食欲大增，则应适当给患者施加压力，增加患者的忧虑，如提醒患者保持工作学习的焦虑感，这些对于缓解肥胖都有很好的帮助。

（二）转移情志法

分散患者精力，使得患者的注意力从病处转移到其他地方，或者是对于周围环境中的不良因素做出改变，使得其远离这些因素的影响，从而使病情趋向稳定，这就是转移情志法。《临证指南医案》中记载："情志之郁，由于隐情曲意不伸……郁证全在病者能移情转性。"利用移情转性，转移注意力的方法，中医学早有记载。

肥胖症的情志不畅在于忧虑愤怒，作为医者有义务引导患者走出这样的糟糕情绪。《北史·崔光传》说过："取乐琴书，颐养神性。"在临床治疗之外，引导病患找到一个更适合自己的兴趣爱好，如音乐、书法等转移注意力，颐养精神，陶冶性情；或者是鼓励患者积极投入到锻炼中去，减去身上多余的膏脂，排出体内的痰湿水饮，这些方法对于肥胖症患者走出阴霾，树立战胜肥胖症的信心有着很大的帮助。除了患者单方面的努力，医生也应该在平时的诊治中给患者创造一个优良的、适合于疾病康复的环境。若肥胖症患者日常生活中习惯了怠惰的方式，医生要适当督促患者增加活动量，准备适合患者的运动器械并告诫患者少食懒动对身体的危害，让患者积极参与日常生活的锻炼。

（三）劝说开导法

语言作为人类区别于其他生物的特征之一，不仅发挥了交流沟通的作用，还为医学治疗手段的丰富做出了卓越的贡献。在很多时候，合理利用语言对患者进行开导，会对患者的生理、心理产生重要的影响，可以消除疾病、解除患者担忧、增进信心、建立医患之间的信任感。

肥胖症患者常因体型的原因，在与人交往的过程中受到不怀好意者的嘲讽和言语刺激，容易产生自卑心理，所以对于医生的治疗往往带有一定的抵触情绪，这时候医生的工作就很难开展，对此，医者可以用《灵枢》中言语开导四步骤来开展治疗。一是"告之以其败"，意为告知肥胖症患者他们的症状危害，如易引起高血压、心脏病，让他们对于自己的身体现状有一个大致的了解，催促他们用一个正确的态度来对待自己的治疗。二是"语之以其善"，传导给患者配合治疗即可战胜疾病的必胜信念，建立肥胖症患者与医生之间坚固的信任关系，便于治疗的进行。三是"导之以其所便"，即为肥胖患者制订专门可行的治疗计划，告诉他们计划的可行性，给予患者主观上接受而不是被动接受过程，更好地激发患者配合、参与治疗。最后是"开之以其所苦"，即通过劝说开导，消除患者的消极情绪，放下思想包袱，克服内心的自卑心理，早日战胜疾病。

同时我们要呼吁社会消除对于肥胖症患者的不公正看法，给予他们人文关怀，动用社会的力量鼓励他们，支持他们早日恢复健康，投身到工作、生活中去。

（四）饮食调控法

饮食调控对于疾病治疗也起了重要的作用，错误的、不节制的饮食习惯会增加患者的脏腑负担，导致水谷精微吸收不利。正确的饮食调控可以加速患者的康复，调畅患者脏腑气机，达到治未病的目的。

肥胖症患者最主要发病因素之一就是饮食不节，因此管控肥胖症患者的日常饮食对疾病的康复起着决定性作用。通过语言信息的传导告诉他们肥胖症的危害和饮食不节制在发病中占据的重要位置，提醒他们要尽可能管控自己的饮食，不在日常生活中过多地摄入碳水化合物，如快餐、油炸食品、卤制食品等，为他们制定规律的饮食计划，尤其在平时的饮食中配制更多的新鲜果蔬，促进气机的升降，在多重的保障下才有利于肥胖患者的尽早康复。

第八节　肠易激综合征

肠易激综合征是以腹痛或腹部不适，同时伴有排便性状或排便习惯异常特征的一种功能性肠道病。该疾病有持续性或者间歇性发作并伴随有大便次数以及性状（如气味、干湿）改变的特征，病变部位常发生于直肠部和小肠部。临床分为急性和慢性两种，急性的发病急促，病程时间在2～3周；而慢性发病比较缓慢，病程时间在2个月之上。该病的发病机制尚不明确，西医对此没有特效药，而中医在治疗泄泻上有自己独特的优势。

一、病因病机探讨

本病在《黄帝内经》始称为"泄"，如"濡泻""洞泄""飧泄""鹜泄""注泄""溏糜"，后在宋代统称为"泄泻"。张景岳认为该病由肾气不足导致。《血证论》则将此病的发病原因归因于脾，特别指出脾脏阴阳失调，脾阴、脾阳缺损都可导致消化不良，食物不能正常消化，引起腹痛、泄泻等症状。综上，中医学认为泄泻与肝、脾、肾三脏的关系密切，三脏阴阳失调，水湿困脾，肝气郁结，肾阴阳不足导致该病表达于肠部，腹痛、大便异常是该病的表象，而情志失调、饮食不当、体弱失和、外邪内入是它的具体诱因。

二、常见证型与处方

（一）寒湿泄泻

临床表现：泄泻清稀，甚则如水样，腹痛肠鸣，脘闷食少，兼有外感时可见恶寒发热，鼻塞头疼。肢体酸痛，苔薄白或白腻，脉濡而缓。

治　　法：解表散寒，芳香化湿。方剂选用藿香正气散加减。

（二）湿热泄泻

临床表现：泄泻腹痛（腹痛即泻），泻下急迫，或泻而不爽，粪色黄褐而臭，肛门灼热伴有烦热口渴，小便短黄，口苦黄腻，脉濡数或数滑。

治　　法：清热利湿。方剂选用葛根芩连汤加减。

（三）伤食泄泻

临床表现：腹痛肠鸣，泻下粪便，臭如败卵，泻后痛减，伴有不消化之物，腹痛有胀满感，嗳腐酸臭，不思饮食，舌苔垢浊或厚腻，脉滑。

治　　法：消食导滞。方剂选用保和丸加减。

（四）肝郁泄泻

临床表现：每因抑郁恼怒或情绪紧张等情志不畅之时发生腹痛泄泻，泻后痛缓。平素多有胸胁胀痛，嗳气食少，舌淡红兼舌苔薄白，脉弦。

治　　法：抑肝扶脾，理气止泻。方剂选用痛泻要方加减。

（五）脾虚泄泻（脾气亏虚）

临床表现：大便时溏时泻，食物不能完全消化，稍进油腻之物，则大便次数增多，饮食减少，脘腹胀闷不舒，面色萎黄，肢倦乏力，精神疲乏，舌淡，苔白，脉细弱。

治　　法：温肾健脾，助运止泻。方剂选用参苓白术散加减。

（六）肾阳亏虚

临床表现：晨起泄泻，大便夹有不消化食物，脐腹作痛，形寒肢冷，腹部喜暖，腰酸膝软，舌质淡，苔白，脉沉细。

治　　法：温肾健脾，固涩止泻。方剂选用四神丸加减。

三、中西医对肠易激综合征患者心理问题的认识

（一）西医对肠易激综合征患者心理问题的认识

肠易激综合征是一种没有明显诱因而发病的身心疾病，因为其缠绵难愈且反复发作而带给患者巨大的生活压力和痛苦，所以在常规治疗之外，医生还要注意从心理状态和情绪影响方面考虑该病的发病机理，同时注意在治疗过程中对于患者心理上的辅导和帮助，制定合适的心理治疗计划，充当患者的心理咨询师，缓解患者内心的焦虑紧张，尽快治愈疾病。

传统西方医学在治疗肠易激综合征上效果不甚理想，其难以治愈关键在于患者心理状态常常发生较大的波澜，许多肠易激综合征患者都处于社会的工薪阶层，大都是因为工作太辛苦或者升职之后为了表现积极而导致精神压力过重、生活不规律、日夜颠倒，导致肠胃功能失调，激素调节紊乱而患上肠易激综合征；或者因为生活中遭受了重大变故，身体无法承受过大的情绪变动，如：家人突然离世，车祸后遗症等，这些均可造成肠胃的功能失调，小肠和结肠的运动不规律而患病。因此医生在日常的治疗过程中要提高对于肠易激综合征患者的心理关注，注意舒缓患者内心的压抑情绪，提升患者心理健康水平，制定详细的心理辅导方案，同时规范患者的饮食规律和作息时间，采用药物治疗和身体调节相结合的方法，减少药物对人体的损伤，提高患者的生活质量和心理状态，尽快帮助患者走出疾病的阴影。

（二）中医对肠易激综合征患者心理问题的认识

肠易激综合征属于中医泄泻、腹痛范畴，其发病往往与遭遇紧急情况，患者出现精神过度紧张、抑郁或者悲伤的情志反应等有关，情绪反应是引发该病的重要因素之一。根据中医五行学说，抑郁悲伤在脏为肝脾两脏，因此，遇见泄泻这类病症时，中医常常从治疗肝脾两脏出发，同时调理情绪，告诫患者保持良好心态，尽早摆脱悲伤的情绪，树立战胜疾病的信心，可收到良好治疗效果。

四、情志养生防治肠易激综合征

（一）以情治情法

以情治情疗法是指有意识地采用五行相克的原理，用一种情志克制战胜另一种情志，达到消除不良情志的目的，以保持良好精神状态来投入治疗的一种情志治疗方法。情志变化有着相互生克的关系，《黄帝内经》中记载："怒伤肝，悲胜怒"，"喜伤心，恐胜喜"，"思伤脾，怒胜思"，"忧伤肺，喜胜忧"，"恐伤肾，思胜恐"。中医名家张子和也提出："悲可以治怒，以怆恻苦楚之言感之；喜可以治悲，以谑浪亵呷之言娱之；恐可以治喜，以恐惧死亡之言怖之；怒可以治思，以污辱期罔之言触之；思可以治恐，以虑彼志之言夺之。"泄泻患者常因肝郁、脾虚、湿滞等因素，以致肝气郁结、气机不畅、传导失司、糟粕内停，最终致腹痛、泄泻。在治疗过程中，以"悲胜怒"之宣泄法，邪随泪泄，使不良情绪得以发泄，"喜胜忧"，让人心情舒畅，"喜则气和志达，营卫通利"。在运用情志相胜疗法时，应具体情况具体对待，因人因症而宜，切不可死搬硬套一个模式。要掌握患者对情感刺激的敏感程度，合理选择适当的方法，以防方法偏移发生不良后果。

（二）五音治疗法

五音治疗法是以五行对应五音理论为基础，通过五音对应五脏关系，利用音乐舒缓内心不良情绪，达到防病、治病、愈病的目的。《黄帝内经》中记载："天有五音，人有五脏；天有六律，人有六腑……此人与天地相应者也"，其将宫、商、角、徵、羽五音与五行一一对应，即角为木音对应肝、徵为火音对应心、宫为土音对应脾、商为金音对应肺、羽为水音对应肾。通过聆听脏腑对应的五音，实现以音乐影响脏腑气机，舒缓各脏腑的郁滞之气，疏肝健脾，保心护肾，调理阴阳气血的目的。而泄泻的主要病位在肝脾两脏，通过聆听角音和宫音，使音乐的旋律、音调和节奏通过耳朵传入大脑，刺激气血运行，调理紊乱的身体系统，从而改善脏腑功能，调畅情志，缓解泄泻。

（三）语言开导法

语言开导法是指针对患者对于疾病的急躁，人生琐事的不畅，职业道路不通的抑郁等不良情绪，因病施法，采取与其面对面交流，用语言的开导和劝说使其不良情绪得以舒缓和释放，最终达到消除病因，治愈疾病的方法。古往今来的很多中医文献中曾记录了很多关于语言开导法的使用。如《黄帝内经》最早记录了关于语言开导法的使用记录，并取得了良好的成效，《灵枢·师传》篇中指出治病须"告之以其败，语之以其道，示之以其所便，开之以其所苦"。患者因脾胃虚弱，湿浊内生，痰气内结导致腹泻，易出现表情淡漠、意志减退、喜静恶动等情志改变。长此以往患者多出现焦虑、抑郁情绪，对疾病治疗无信心，对医生、护士不信任，情绪波动较大。医生可通过交谈、开导使患者了解疾病的发病机制，告知他们治病的方法与计划，消除他们对于医生的不信任感，从而使患者积极配合医生的治疗过程，同时消除他们心里的痛苦、创伤和压力。对一些有"隐情"而难以启齿者，在谈话过程中应注意询问方式和周围环境，同时要为患者保密，以取得信任与合作。

（四）饮食疗法

中医食疗法是指针对疾病的不同性状，辅以合适的食材辅助治疗，调节身体功能，调整阴阳平衡，有助于疾病的治疗和身心的康复。《医学衷中参西录》中提及"食疗病人服之，不但疗病，并可充饥，不但充饥，更可适口，用之对症，病自渐愈，即不对症，亦无他患"。泄泻患者多因饮食过量，停滞不化，或恣食肥甘，或误食生冷不洁之物，影响脾胃的运化功能，致使脾胃传导失司，升降失调，水谷停滞而导致泄泻。故饮食宜清淡、细软、少渣、易消化、营养丰富，忌食肥甘、油腻及生冷瓜果、辛辣刺激性食物。寒湿困脾者应给予温热、易消化、清淡食物；肠道湿热者以无渣、少渣、半流质为宜；食滞胃肠者适当控制饮食或限制饮食；肝气郁滞者忌食产气食物；脾气亏虚者宜温热软烂、少油脂而易消化之食；肾阳亏虚者宜清淡、补益、易消化之品。《伤寒论·太阳病》言："伤寒汗出，解之后，胃中不和，心下痞硬，干噫食臭，胁下有水气，腹中雷鸣，下利者，生姜泻心汤主之。"方中用生姜的辛温之性，来温中散寒以止泄泻，并取得了良好的效果，平时生活中煮红糖姜水来驱散寒瘀也是用到了这一点。《本草纲目》中记载山药有"益肾气，健脾胃，止泄痢，化痰涎，润皮毛"的功效，可治疗脾胃虚弱、泄泻、体倦、食少、虚汗等病症。因此日常生活中可煮食山药粥来温养中焦，增补阳气，滋补阴气，巩固下焦。

（五）移情易性法

移情易性，又称转移法，指通过一定的方法和措施改变患者的情绪和注意力，使其不再纠结于患病的痛苦不悦，而是专心于其他事物，以摆脱不良情绪的方法。移情是指排遣情思，转移自己的情感寄托点和思想焦点，将注意力转移。易性是指改易心智，包括改变其错误认识、不良生活习惯，或使不良的情绪适度宣泄。针对患者忧虑所患的病症，进行详细的检查，解除疑虑，稳定情绪，使患者紧张的心理得以松弛，是治疗泄泻的重要手段。然后，认真分析和找出其精神因素后选择合适的疏导方法，如培养某些体育爱好或者是读自己喜欢的书籍，以澄心息怒，转移情志。尤其对于那些平日多愁善感，性格内向的患者，应指导其进行自我疗法，在合理的条件下适当释放自己压抑的情绪，以疏力气机，调和阴阳。而对于那些有着不良嗜好的患者，应告诫其中弊处，敦促其加以改正，恢复健康生活方式，尽快走出疾病阴影。

第九节　恶性肿瘤

随着我国人口老龄化程度的加重、工业化和城镇化进程的加快，与慢性感染、不健康生活方式、环境污染等危险因素相关的恶性肿瘤的发病率日益攀升，成为严重威胁我国人民健康的一大类疾病。恶性肿瘤，主要包括癌、肉瘤两类，是机体组织在各种致瘤因素的作用下，局部组织细胞增生所形成的新生物，具有细胞分化和增殖异常、生长失去控制、浸润性和转移性等生物学特征，还表现为局部肿块、疼痛、溃疡、出血等症状。

西医治疗恶性肿瘤的原则为最大限度杀伤肿瘤，首选手术切除，其次有化学治疗、放射线治疗，以及近年来新发展的靶向治疗、免疫治疗、基因治疗等。当今社会人们对恶性肿瘤疗效标准的认识已有了转变，带瘤生存、谋求最好的生活质量已成为恶性肿瘤治疗的重要目标。

中医对肿瘤的认识由来已久，最早在殷商时期的甲骨文中就有"瘤"字出现。2000多年前的《周礼》中将治疗肿瘤一类疾病的专科医生称为"疡医"。我国现存最早的医学典籍《黄帝内经》对肿瘤进行了较为系统的论述，后世医家在继承与总结前人经验的基础上，对各种肿瘤的病因、病理机制、症状、发生发展等的认识逐步加深。到了明清时代，中医肿瘤防治学科日渐成熟。清朝末期，"Cancer"被翻译为癌，彼时《辞海》中收录的"癌"字，其意义与今日一致。中医药治疗肿瘤有着副作用小、以人为本、整体调理、个性化治疗等优势，因此，中医药治疗恶性肿瘤已成为肿瘤综合治疗手段的重要组成部分。

一、病因病机探讨

肿瘤的病因至今并不十分明确，中医在整体观指导下，本着审证求因的原则，认为凡是导致人体相对平衡状态紊乱或破坏人体生命固体物质（如皮、肉、筋、骨、血管、淋巴等），使固体物质和液态物质发生变性、坏死、异常增生、恶变，导致产生癌瘤或癌性病理产物，都可以称为致癌因素。常见的病因有外感六淫，如燥毒可致肺癌、肝癌、淋巴癌、乳腺癌、血癌，火毒可致脑瘤、鼻咽癌、喉癌、甲状腺癌、食管癌、胃癌、肠癌、肝癌、卵巢癌等，湿毒和寒毒则可致各种良性和恶性肿瘤。七情内伤是重要的致癌因素，可致肝癌、胃肠癌、乳腺癌、卵巢癌、甲状腺癌、淋巴肉瘤、脑瘤等。此外饮食不节、营养过剩，贪恋寒凉生冷、辛辣食物，长期摄入含有病毒、细菌和致癌因子的食物等，可致胃癌、肠癌、肝癌、喉癌、食管癌等。过劳也能致癌，如劳力过度、劳神过度、房劳过度，人体会出现气血亏虚，脏腑功能低下，正气不足，而发生肿瘤。

二、常见证型与处方

（一）气滞血瘀

临床表现：胸胁胀满，性情急躁，胁下出现肿块，刺痛拒按，疼痛夜晚加剧；爪甲黑紫，舌质暗或有紫斑、瘀点，脉涩。多见于原发性肝癌、中晚期肺癌、中晚期食道癌等。

治　　法：理气活血，化瘀消积，疏通经络，软坚散结。方剂可选用桃红四物汤加减，肝癌可用膈下逐瘀汤加减，食管癌可用通幽汤加味。中成药可用平消胶囊。

（二）痰湿凝聚

临床表现：多见于中晚期恶性肿瘤，根据痰湿阻滞部位不同，表现各异。如痰湿积滞在肺，可有喘咳咯痰；阻于心，可见胸闷心悸；痰迷心窍，可有神昏、痴呆；痰火扰心，易发癫狂；痰阻于胃，可致恶心、呕吐、胃脘痞满；如痰湿在经络筋骨，可致肿物包块、肢体麻木或半身不遂；痰浊犯头，则致眩晕；痰气凝结在咽喉，则感咽中梗阻，吞之不下，吐之不出，或口吐泡沫黏液。

治　　法：化痰祛湿。肺癌可用涤痰汤加味，或者二陈汤合三仁汤加减，乳腺癌可用海藻玉壶汤加减。

（三）气虚血瘀

临床表现：多见于晚期恶性肿瘤，患者面色淡白或晦滞，身倦乏力，少气懒言，胸胁部刺痛，拒按，舌暗淡或有紫斑，脉沉涩。

治　　法：益气温阳，补气活血化瘀。方剂可用桃红四物汤合四君子汤加减。中成药可用博尔宁胶囊。

（四）热毒内炽

临床表现：常见于中晚期恶性肿瘤，表现为发热，面红目赤，口渴喜饮，咽干舌燥，心烦失眠，干咳短气，痰少而稠，或痰中带血，大便秘结，小便短赤，或低热盗汗，头晕耳鸣，吐血，舌红，脉数。

治　　法：需结合脏腑部位，采取相应治法。可采取通理攻下之法，使热毒从大便排出，阻止疾病进展。治疗实热阳证，可用清热解毒、滋阴降火药；治虚热阳证，宜用温补托里、扶正祛邪之药。肺癌可用沙参麦冬汤合五味消毒饮加减，乳腺癌可用清瘟败毒饮或五味消毒饮加减。湿热阳证者可用西黄丸清热解毒。

（五）气血不足

临床表现：头晕目眩，少气懒言，乏力自汗，面色淡白或萎黄，心悸失眠，舌淡而嫩，脉细弱。

治　　法：应补气养血兼治，但需密切联系脏腑，结合原发病，针对性诊治。方剂可用八珍汤加减，或当归补血汤加减，或十全大补汤加减。大肠癌还可用补中益气汤合四物汤加减。乳腺癌还可用人参养荣汤加减，或归脾汤加减。中成药可用参芪片，或八珍颗粒，或当归补血丸。

（六）脏腑亏虚

临床表现：多见于晚期癌症腹腔内转移及骨髓、各脏器转移的患者。表现为面色㿠白，畏寒肢冷，腰酸，下腹冷，常年腹泻，或表现为五更泻，小便不利，面部浮肿，甚或腹胀明显，心悸气喘，舌淡胖，苔白滑，脉沉细。

治　　法：补气养血，"形不足者，温之以气；精不足者，补之以味；损其肺者，益其气；损其心者，和其营卫；损其脾者，调其饮食，适其寒温；损其肝者，缓其中；损其肾者，益其精"。脾胃虚弱者可用补中益气汤加减。大肠癌脾肾阳虚者可用参苓白术散，肝肾阴虚者可用知柏地黄汤加减。中成药可用六味地黄丸滋阴补肾，金匮肾气丸温补肾阳、化气行水，参芪胶囊补肾健脾、益气养血。

（七）阴阳失调

临床表现：本证表现复杂，可分为阴阳偏胜，阴阳偏衰，阴阳亡失等几类。阳偏胜者，临床表现以热、动、躁为主要特点；阴偏盛者，面色暗淡，精神萎靡，身重倦卧，形寒肢冷，倦怠无力，口淡不渴，大便腥臭，小便清长，舌淡胖嫩，脉沉迟或弱；阳偏衰者，面色㿠白、畏寒肢冷，便溏，舌淡，脉无力；阴偏衰者，五心烦热，骨蒸潮热，面红升火，消瘦盗汗，咽干口燥，舌红少苔，脉细数无力；中晚期恶性肿瘤恶液质者常出现阴阳亡失。

治　　法：阴阳失调表现复杂，需认真诊脉，仔细辨证，养阴或补阳，促进阴阳平衡。

（八）阴虚火旺

临床表现：午后潮热，或夜间发热，手足心发热，失眠多梦，盗汗，口咽干燥，大便秘结，尿少色黄，舌质干红或有裂纹，无苔或少苔，脉细数。

治　　法：滋阴清热。方剂可用知柏地黄汤加减。中成药可用知柏地黄丸。

（九）阳虚水泛

临床表现：周身指凹性水肿，腰以下明显，甚至腹部胀满，心悸咳喘，腰膝酸软疼痛，畏寒肢冷，头晕目眩，精神萎靡，小便不利，夜尿多，面色㿠白或黧黑，舌淡胖、苔白，脉沉细，或大便久泄不止，完谷不化，五更泄泻。

治　　法：根据辨证结果，健脾，温肾，降浊，利尿消肿，化瘀。方剂可用真武汤加减。

三、中西医对恶性肿瘤患者心理问题的认识

（一）西医对恶性肿瘤心理问题的认识

20世纪70年代以来，随着医学模式转变为生物–心理–社会医学模式，西医学对肿瘤患者的心理特点进行了广泛而深入的研究和探索，发现恶性肿瘤的发生与精神心理因素有着密切的联系，不良的精神心理状态在恶性肿瘤的发生和发展上起着重要的作用，因而恶性肿瘤被西医学列入心身疾病范畴。

容易罹患肿瘤的人，往往具有典型的"癌症性格""肿瘤人格"，或称为"C型性格"。这样的人性格特征包括：茕茕独立，形影相吊，过分为别人着想，惯于自我压抑；缺乏自信心，对任何事情都感觉没希望，无能为力；经不住打击，在失去亲人时无法摆脱痛苦；害怕暴露感情，倾向防御和退缩；不相信别人，怕受别人约束，有不安全感；怕被抛弃，害怕无所依靠；长期精神紧张；机体长期超负荷地运转；无所事事；情绪低落，悲观失望。在这种性格特征的影响下，机体容易出现内分泌功能紊乱，器官功能失调，免疫力受损，细胞突变，因而导致恶性肿瘤发生或发展。

西医学认为，初诊恶性肿瘤后，患者一般会出现5个心理反应阶段：①否认期：拒绝接受事实，认为诊断错误，因而前往多家医院多方求证。此反应是一种心理防卫机制，它可减少不良信息对患者的刺激。在此阶段，不必过早要求患者面对现实，更不必以局外人的身份来纠正他的行为，而应耐心地陪伴，根据患者的性格特征和接受能力，循序渐进使患者了解真相。②愤怒期：当求证无果，诊断明确后，患者进入愤怒期，常表现为生气与激怒，往往将愤怒的情绪向医护人员、朋友、家属等接近他的人发泄，以弥补内心的不平。在这一时期，要给患者表达自己愤怒和恐惧的时间和空间，家属应多陪伴他们，容忍他们，理解他们所担忧或害怕的事情；家属应尽可能地去了解该类型癌症的相关知识、治疗方法，纠正患者夸大或错误的认知；通过患者及家属交流社区，找到同类型的患者或家属，他们更能体会这些恐惧产生的原因，也可以通过分享他们的经历来增加患者的安全感和对医护人员的信任感。③协议期：此阶段

患者已接受诊断，情绪变得冷静沉着，能积极配合治疗，希望获得良好的疗效，出现奇迹。在此期，患者应充分利用这种心理，积极与疾病抗争。乐观的心态，坚强的信念与拼搏是癌症患者最佳的积极心理状态，可以提升信心、提高应对能力，获得最佳疗效，甚至可能会在被认为无药可救时奇迹般战胜癌魔。④忧郁期：当治疗无效、病情进展时，患者会产生很强烈的失落感，出现悲伤、情绪低落、沉默、哭泣等反应。这是一段艰难的时期，患者需与家人主动沟通，可以通过适当的途径发泄情绪，以获得心理上的释放或满足。照顾者需要有足够的耐心，等待患者停下来，承认他们的痛苦并给予安慰。⑤接受期：患者接受现实，变得坦然，可能会去完成自己未完成的事情。这一时期照顾者应根据患者需求，给予其独处思考回顾的时间，或者陪伴患者实现未了的心愿。

（二）中医对恶性肿瘤患者心理问题的认识

中医认为七情内伤是恶性肿瘤重要的致病因素。七情指的是喜、怒、忧、思、悲、恐、惊，属于人体的正常情志活动，正常情况下并不致病。但是如果情志变化过胜则易致病。如机体受到突然的、剧烈的或持久的精神刺激，出现暴怒、狂喜、痛哭、大惊、卒恐、思虑过度、忧愁不解，则可致人体气机紊乱，脏腑阴阳气血失调，导致气郁、气滞、血瘀、血虚等，引发癌瘤。同时，在机体脏腑亏虚、气血失调的情况下，致癌因子也易乘虚而入，内外夹击，造成人体气虚血瘀、气滞血瘀、痰毒凝结，形成癌瘤。

七情内伤导致的肿瘤有肝癌、胃肠癌、乳腺癌、卵巢癌、甲状腺癌、脑瘤等，患者常出现抑郁、烦躁、悲伤、失眠等心理情绪症状。

四、中医情志养生防治恶性肿瘤

（一）情志相胜法

七情内伤、五志过极是重要的致瘤因素，在中医整体观和五行相克理论的指导下，常用情志相胜疗法治疗恶性肿瘤。此法即利用一种或多种情绪去调节、控制、克服另外一种或多种不良情绪的心理疗法。《黄帝内经》将喜归心而属火，忧（悲）归肺而属金，怒归肝而属木，思归脾而属土，恐归肾而属水。《内经》还指出：金克木，怒伤肝，悲胜怒；木克土，思伤脾，怒胜思；土克水，恐伤肾，思胜恐；水克火，喜伤心，恐胜喜；火克金，悲伤肺，喜胜悲。

辨别病态情志的阴阳属性，再设法使患者产生相反属性的情志，以制约病态情志。

（二）言语开导法

患者家属可使用言语或行为解除患者的疑虑，鼓励其主动调整、抑制不良情绪和心态，从而达到治疗目的。用言语或行为骤然激发患者的某种心理，使之处于应激状态，借此纠正致病情绪、消除病症。还可利用医生的威望，开导影响患者，使其树立战胜疾病的信心。

（三）转移注意法

要保持平和乐观心态，通过调节内心世界，排除杂念，使心态平和，尽量减少不良情绪刺激。培养兴趣爱好，充实生活，转移肿瘤患者的注意力。例如可以通过培养合理的个人爱好，如种植花草，钓鱼，练习书法等，坚定对理想和信念的追求。还可选择适合自身身体条件的形体锻炼来辅助情志调节，选择漫步、竞走、太极拳等一些舒缓的运动项目来修身养性，调节情志。这样才能精神饱满，身强体健。

（四）气功吐纳法

有意识松弛机体，宁静思想，意守丹田，调整呼吸，达到调整生理心理、防治身心疾病的目的。

第八章
精神与神经系统疾病的情志养生
与保健

第一节　失眠

失眠是患者对睡眠时间和（或）质量不满足并影响日间社会功能的一种主观体验。失眠有时可能是抑郁症或焦虑症发病的一个早期症状，因此，对失眠患者早期进行心理调节是非常重要的。失眠的症状多样，有的患者入睡难，有的患者则睡眠质量低，多梦、易醒、睡眠时间减少，而且白天有不同程度的抑郁、头晕、健忘和困倦等症状。患者易出现短期内体重减低，还可以导致免疫功能降低和内分泌功能紊乱。失眠虽多为功能障碍性的疾病，不属于重病，但对于人们的正常生活、工作、学习和健康都有长期影响，并能加重或诱发心悸、胸痹、眩晕、头痛、中风等病证。顽固性失眠，给患者带来长期的痛苦，甚至形成对安眠药物的依赖，而长期服用安眠药物又可引起医源性疾病。中医通过药物、针灸、耳穴治疗等方法调整人体脏腑气血阴阳，常能明显改善睡眠状况，而不引起药物依赖。

一、病因病机探讨

传统中医将失眠称为"不寐""不得眠"等。中医认为"心主神明"，这里所说的："心"其实包括了现代人对脑功能的大部分认识，而"神"在广义上是指人的各种生理活动及其外在综合表现，狭义上是指人的意识、思维和情感活动。"神"的正常运作离不开血的滋养，即"血养神"，而血的多少与运行正常与否受很多因素的影响。在阴阳学说的影响下，中医认为，心阴和心阳相反相成，共同维持人体的觉醒和睡眠。如果在各种内外因素的影响下，人体中负责运动和兴奋的阳气不安归体内，而负责安静和抑制的阴气难以主导人体，即"阳不入阴"，就会导致心神不宁，人体无法进入深度睡眠状态。

明代张介宾在《景岳全书·不寐》总结了不寐的病因病机："寐本乎阴，神其主也，神安则寐，神不安则不寐。其所以不安者，一由邪气之扰，一由营气之不足耳"，还认为"饮浓茶则不寐，心有事亦不寐者，以心气之被伐也"。明代李中梓在《医宗必读·不得卧》将失眠原因概括为5种病机"一曰气盛，一曰阴虚，一曰痰滞，一曰水停，一曰胃不和"。

综合各家之言，失眠的病因病机主要包括以下三种。

（一）七情内伤

郁怒太过或思虑日久，都容易引发失眠，前者是所欲不遂，肝郁化火，火扰心神而不寐；后者暗耗心血，而血养神，血虚则神不安，思虑还导致脾气呆滞，生血不足，不能养神。清代林佩琴的《类证治裁·不寐》中就指出："思虑伤脾，脾血亏损，经年不寐。"

（二）体虚血少

老年人是失眠的高发人群，《难经·四十六难》认为老人不寐的病机为"血气衰，肌肉不滑，荣卫之道涩，故昼日不能精，夜不得寐也"。慢性病后、年迈久病，都容易伴有气血虚少，产后失血，年迈血少等，引起心血不足，心失所养，心神不安而不寐；先天禀赋不足，或房劳过度，肾阴耗伤，根据中医的心肾相交理论，肾阴不足则不能上助心阴，心阳容易独亢而失眠。

（三）饮食失宜

过饥过饱、饮食不当或宿食不化等可导致"胃不和则卧不安"。

二、常见证型与处方

（一）肝阳上亢

临床表现： 眩晕耳鸣，头胀头痛，面色潮红，急躁易怒，失眠或多梦，舌红苔黄或白，脉弦或弦细。

治　　法： 平肝潜阳。方剂选用天麻钩藤饮加减。

（二）心火亢盛

临床表现：心烦不寐，口干舌燥，小便短赤，口舌生疮，舌尖红，苔薄黄，脉数。

治　　法：清心泻火，宁心安神。方剂选用朱砂安神丸加减。症状轻者可用莲子心泡茶饮。

（三）心肝火旺

临床表现：急躁易怒，不寐多梦，甚至噩梦纷纭，伴有头晕头胀，目赤耳鸣，口干而苦，大便干，小便黄，舌红苔黄，脉弦数。

治　　法：清肝泻火，镇心安神。方剂选用龙胆泻肝汤加减。

（四）痰热内扰

临床表现：不寐，胸闷心烦，反酸，嗳气，头重目眩，舌红，苔黄腻，脉滑数。

治　　法：清化痰热，和中安神。方剂选用黄连温胆汤加减。

（五）心胃不和

临床表现：不寐，脘腹胀满，嗳气，嗳腐吞酸，或见恶心呕吐，大便不爽，舌苔腻，脉滑。

治　　法：和胃化滞，宁心安神。方剂选用保和丸加减。

（六）心肾不交

临床表现：心烦不寐，心悸不安，腰酸膝软，伴头晕，耳鸣，健忘，遗精，口干津少，五心烦热，舌红少苔，脉细而数。

治　　法：滋阴降火，清心安神。方剂选用天王补心丹加减、交泰丸等。

（七）心脾两虚

临床表现：多梦易醒，心悸健忘，神疲食少，头晕目眩，伴有四肢倦怠，面色少华，舌淡苔薄，脉细无力。

治　　法：补益心脾，养心安神。方剂选用归脾丸、枣仁安神颗粒等。

（八）心胆气虚

临床表现：多梦易醒，胆怯心悸，触事易惊，伴有气短自汗，倦怠乏力，
舌淡，脉弦细。

治　　法：安神定志。可选用安神定志丸，但由于此方中朱砂含汞，所以
不可久服。不能只依赖中药或西药，需采取情志调节等综合治
疗方案。

此外，失眠日久，用药日杂，病情反复，可"久病入络"，引起血瘀，清
代名医王清任也用血府逐瘀汤来活血化瘀，治疗失眠。

三、中西医对失眠患者心理问题的认识

（一）西医对失眠患者心理问题的认识

失眠按病因可分为原发性失眠和继发性失眠两类。原发性失眠是在排除可
能引起失眠的病因后仍遗留失眠症状，该类失眠患者经常具有神经质人格倾
向，以焦虑症状最为明显。继发性失眠是由于各种躯体疾病、精神障碍、药物
滥用等引起的失眠，失眠常伴随其他疾病发生，例如有些人可出现胸闷、心
慌、血压不稳定等心血管系统症状，胃胀、便秘或腹泻等消化系统症状。有时
各种功能障碍之间不易确定因果关系。无论属于"原发性"还是"继发性"，
均需要针对失眠本身进行独立的临床干预，防止症状迁延或反复。

1. 根据2017年中华医学会神经病学分会睡眠障碍学组编写的《中国成人
失眠诊断与治疗指南（2017版）》，西医目前在临床不再划分原发性失眠、继
发性失眠以及各种亚型，认为这不影响针对失眠的临床评估和处置。但在临床
需要区别慢性和急性失眠。

1）存在以下一种或者多种睡眠异常症状：①入睡困难；②睡眠维持困难；
③比期望的起床时间更早醒来；④在适当的时间不愿意上床睡觉。

2）存在以下一种或者多种与失眠相关的日间症状：①疲劳或全身不适感；
②注意力不集中或记忆障碍；③社交、家庭、职业或学业等功能损害；④情绪
易烦躁或易激动；⑤日间思睡；⑥行为问题（比如：多动、冲动或攻击性）；
⑦精力和体力下降；⑧易发生错误与事故；⑨过度关注睡眠问题或对睡眠质量
不满意。

3）相关症状不能只以无合适的睡眠时间或睡眠环境来解释。

4）相关症状至少每周出现3次。

5）相关症状持续至少3个月。

6）睡眠和觉醒困难不能被其他类型的睡眠障碍更好地解释。

2. 短期失眠的诊断标准：

符合以上第1～3、6条标准，病程少于3个月，或相关症状出现频率少于每周3次。

3. 西医的心理治疗方法：

从以上确诊慢性失眠的标准中可以看出，"期望""不愿意""烦躁或激动""过度关注"等用词都是主观情绪方面异常。所以失眠的原因和后果都常与心理密切相关。失眠症患者存在普遍的焦虑、抑郁、恐惧、紧张情绪，人际关系敏感，并伴躯体的不适感。失眠的发生与个人的心理和身体素质相关。引起失眠的心理和社会因素包括各种生活事件（学习、工作压力过重）、人格特征（内向型人格）、情绪（对失眠的过分担心甚至恐惧）、社会支持不够（自责消极的应付方式）。

现代西医认为心理治疗的实质是改变患者的信念，发挥其自我完善的效能，进而改善失眠症状。心理治疗通常包括睡眠卫生教育、刺激控制疗法、睡眠限制疗法、认知治疗和放松疗法。目前，国内外的失眠治疗指南多数推荐CBT–I为首选的治疗方法。CBT–I是认知治疗和行为治疗（睡眠限制、刺激控制）的组合，这种疗法需要专业医师的参与，而我国目前经过培训后能熟练掌握这种疗法的医师较少。

放松疗法又称松弛疗法，以下对其做一简单介绍。

应激、紧张和焦虑是诱发失眠的常见因素，放松治疗可以缓解这些因素带来的不良效应，已经成为治疗失眠最常用的非药物疗法。其目的是降低卧床时的警觉性及减少夜间觉醒。放松训练的初期应在专业人员指导下在整洁安静的环境中进行，主要包括渐进性肌肉放松、指导性想象和腹式呼吸训练。患者接受放松训练后应坚持每天练习2～3次。

综合性的心理干预方法可缓解和降低失眠人群在应激情况下产生精神性焦虑程度，及改善患者的躯体感觉，比药物作用更持久，但是起效较慢。

（二）中医对失眠患者心理问题的认识

从前文所述病因来看，七情内伤是导致失眠的一大原因。慢性失眠中，郁怒不解的患者较多，由于一部分失眠患者有明显的抑郁状态，被称为抑郁性失眠症。中医将抑郁症归类为"情志疾病"中的"郁证"。郁证以心情抑郁、情绪不宁为主要表现，以女性多发，按年龄则以中青年多见。随着现代生活压力的增大，抑郁症的患者数量越来越多。从中医理论来看，郁证多与肝脾有关，肝喜条达恶抑郁，情志不舒，所欲不遂可导致气血运行失常，气机郁滞；脾胃为人体气机升降之枢纽，现代社会竞争压力大，容易劳心耗血，而思虑也能伤脾，脾气不健，气机升降失常，加重气机的郁滞，气不畅，血不足，神明失养，阴阳失和，失眠就会因此发生。针对此类问题，一方面应疏肝理气解郁，另外一方面需补益心脾。老年人的失眠是由于脏腑虚损，精血不足，痰瘀胶结。"虚中夹实"是老年人失眠的主要病理基础，情志内伤是老年人失眠的诱发因素。

四、中医情志养生防治失眠

"缓则治其本"，"心病还须心药医"。治疗失眠虽然很难，但改变患者的思维方式，从而改变失眠患者面对困难时的情绪波动方式，确实是治本的方法。综合中西医的防治思路，我们建议从以下三个方面着手。

（一）避免不良诱因

许多失眠患者存在不良睡眠习惯，导致失眠反复发作，应予以避免：

1. 睡前4~6小时内避免接触刺激性调料、咖啡、浓茶或烟等兴奋性物质，从中医来看，这些辛香饮品等能激发人体的阳气，使人心神难以平静；

2. 睡前不饮酒，不能利用酒精帮助入睡，因为酒精对于人体有多重作用，弊大于利；

3. 每日安排适度的体育锻炼，但睡前3小时内只宜散步、按摩，应避免剧烈运动，以免阳气难以平复；

4. 睡前不宜暴饮暴食或进食不易消化的食物，《素问·逆调论》指出："胃不和则卧不安"，食滞内扰，脾胃不和可以影响心神，导致寐寝不安；

5. 睡前1小时内不看手机，不观看容易引起兴奋的书刊和影视节目，暂时不关注恶性事件，避开悲剧性的影片；

6. 卧室环境应安静、舒适，保持适宜的光线及温度；

7. 不要在床上做与睡眠无关的活动，如看电视、听收音机及思考复杂问题等；

8. 不论何时入睡，应保持规律的起床时间，不宜设想通过晚起床弥补晚睡；

9. 午睡以20~30分钟为宜，避免白天睡眠过久；

10. 少想为妙：不过分关注失眠的不良后果，提醒自己即使夜里意识清醒，但只要躺在床上，躯体就得到了一定程度的休息。

（二）练习简单功法

传统的养生气功注重调身、调心和调息，也可以用于治疗失眠，与西医的放松疗法有一定的共通之处，但为了避免"走火入魔"，也应在专家指导下从简单的功法开始练习。现提供一种简单有效的功法：仰卧，平静呼吸，即按平时呼吸的节律和深度，但要求呼吸细（即呼吸出入听不到声）、匀（即快慢深浅均匀）、稳（即不局促、不断滞）。3～5分钟后双膝屈曲150°左右（以稍不注意时下肢就容易展开到自然伸直为度），思想集中到下肢，当原有的杂念消失并稍感疲乏时，可一腿伸直，一腿练功，交替进行数分钟后，待两下肢伸直放松时有一定的舒适感，有睡意时，便可停止锻炼；倘若尚无睡意则可重来一遍。练习1～2周便可有明显的效果。

（三）欲擒故纵的心理调节法

"欲擒故纵"是兵法三十六计的第十六计。欲擒故纵即是故意先放开，使对手放松戒备，充分暴露，然后再将其捉住。这种计策的行为在表面上与目的似乎相反，但实质上仍然是为最终目的服务。

我们注意到：一些患者思虑过多，总为睡眠不好感到紧张，这其实也是一种负面情绪，会使睡眠进一步恶化，失眠的加重又反过来影响患者的情绪，两者会形成恶性循环。而容易入睡的人往往"头脑简单"，睡前一般不会考虑"我能不能睡好"。鉴于此，患者在治疗失眠的问题上，有时应当"难得糊涂"，减弱力图对睡眠进行掌控的强烈意识，按老百姓的话讲，"少想一些、该干嘛干嘛"。因为睡眠有时不受意识的调控，何时能入睡存在一些不可预测性。患者有时想不到睡眠的不可预测性，而力图"擒获"睡意，控制睡眠。有人认为这是一种完美主义化的期望，有这类想法的人往往在日常生活中对自己的表现或健康极度在意。应该适当放弃对睡眠的完美主义要求，暂时放下各种目的。"纵容"是一种灵活的生活态度，承认睡眠发生的不可预测性，坦然接受因为失眠导致的日常生活中的一些问题。总之，"有心栽花花不开，无心插柳柳成荫"，人的身体和心理有许多复杂机制，适当放任的结果未必比事事强求的结果差，不"斤斤计较"反而可能更符合失眠患者身心的长远利益。

第二节　焦虑症

　　焦虑症是一种以广泛性和持续性焦虑或反复发作的惊恐不安为主要特征，伴有自主神经紊乱和运动性不安的症状。临床主要有广泛性焦虑与惊恐障碍两种形式。广泛性焦虑症又称慢性焦虑症，以经常或持续存在的焦虑为主要临床表现，如过分担心、紧张、害怕等。伴自主神经功能紊乱症状，如心悸、口干、出汗、尿频、尿急等，运动症状，如头痛、轻微震颤、坐卧不安等。焦虑症多见于45～55岁年龄段的女性，患者多因情绪紧张焦虑等症状来医院。

　　焦虑症的发生与生物、遗传、社会、心理等多种因素有关。其中，遗传是重要的易感因素之一。研究证实，具有焦虑性人格倾向的人在应激状态下或不良社会环境影响下，较易产生病理性焦虑。本病的预后在很大程度上与个体素质有关，病程短、症状较轻、病前社会适应能力好、个性缺陷不明显为预后好的指征，反之则预后差。如伴有激越、现实解体、癔症表现及自杀观念的焦虑症患者，常提示预后不佳。

一、病因病机探讨

　　焦虑症属于中医学的"郁证""怔忡""脏躁""卑慄""百合病""善忘"等范畴，惊恐发作则属于"悸""奔豚"等范畴。其病因病机以气机郁滞为主，但患病日久，病机相互转化，可形成火热、湿停、痰饮、血瘀、食滞等多种兼变证，导致病机日趋复杂，形成多脏腑的功能失调，气血阴阳失衡，虚实夹杂。

二、常见证型与处方

（一）肝郁化火

临床表现： 精神紧张，烦躁易怒，失眠多梦，面红多汗，头晕头痛，口干苦，舌质红，舌苔黄，脉弦数者。

治　　法： 清肝泻火，重镇安神。方剂选用龙胆泻肝汤。也可选用中成药龙胆泻肝丸、柴胡舒肝丸、解郁安神颗粒等。

（二）痰热上扰

临床表现：焦虑烦躁，心悸失眠，惊恐不安，头晕恶心，口干苦而黏，舌红，苔黄腻，脉滑数者。

治　　法：清热化痰，重镇安神。方剂选用温胆汤。

（三）肝肾阴虚

临床表现：紧张焦虑，恐惧，手足颤抖，五心潮热，颧红汗出，口干咽燥，腰膝酸软，舌红苔少，脉细数。

治　　法：滋补肝肾，清热安神。方剂选用知柏地黄丸。

（四）心胆气虚

临床表现：惊恐阵作，焦虑不安，头晕心悸，疲乏无力，纳少便溏，舌淡苔薄，脉细弱者。

治　　法：益气安神。方剂选用定志丸。

此外，还可见心脾两虚、心肾不交、肾精亏虚、瘀血内阻等证型，需要在中医师的指导下用药。同时，本病在中西药治疗基础上，还需进行心理治疗。

三、中西医对焦虑症患者心理问题的认识

（一）西医对焦虑症患者心理问题的认识

目前，西医治疗首选药物为选择性5-羟色胺再摄取抑制剂，其代表药物艾司西酞普兰已被美国食品药品监督管理局（FDA）获批为焦虑障碍干预的一线用药。此外，根据临床需要还主要使用苯二氮䓬类、β-肾上腺素能受体阻滞剂、氮杂螺环癸烷二酮类抗焦虑药。

西医临床治疗焦虑症的同时，还重视对其情志的调节，采用系统脱敏疗法、放松疗法、催眠疗法、心理暗示、语言开导等方式，使患者正确认识疾病，减轻心理负担，增强患者战胜疾病的信心。

（二）中医对焦虑症患者心理问题的认识

历代医家多认为焦虑症属于情志疾病，其病位涉及多个脏腑，以肝为主，并与心、脾、肾、胆、三焦等脏腑有着密不可分的联系。若五脏的功能活动正

常，则人的精神、情志正常，五脏功能失调则精神、情志随之出现异常。

中医可采用汤药丸散、气功、推拿等方法进行辨证论治。采用中西医结合的方法治疗焦虑症能发挥中西医各自的优势，减少西药的副作用，延缓整体病情的发展。

四、中医情志养生防治焦虑症

（一）怡情易性法

对于焦虑症患者，通过看书、听音乐等怡情易性的活动，可以分散转移他们对于自身疾病的注意力，将关注重点转移他处，可以消除患者的不良情绪及症状。

（二）情志相胜法

根据情志相胜理论，可以治疗一些心理疾病。正如《素问·阴阳应象大论》曰："怒伤肝，悲胜怒"，"喜伤心，恐胜喜"，"思伤脾，怒胜思"，"忧伤肺，喜胜忧"，"恐伤肾，思胜恐"，故临床上在治疗因思虑过度损伤脾土的郁病可采用愤怒之法。

（三）开导解惑法

开导解惑法又称为语言疏导法，通过言语开导，纠正患者错误的认知，改变患者偏执的观点，治疗患者隐性的精神创伤，如绝望、自卑、羞愧、孤僻等，使患者不平衡的心理状态得到调节。该方法在《黄帝内经》有云："精神不进，志意不治……语之以其善，导之以其所便，开之以其所苦。"

（四）养生的其他方法

1.气功保健法

健身气功八段锦属于小运动量运动，能稳定情绪、消除紧张及改善睡眠，具有养身与养心双重功效，被广泛用于治疗焦虑症。健身气功八段锦通过"调身""调心""调息"的作用，能对焦虑症起到心身并治的作用。此外，八段锦采用的腹式呼吸方式，能提高自主神经调节能力，降低交感神经活性，增强迷走神经张力，从而达到缓解焦虑的目的，对于躯体性和精神性焦虑都有很好的效果。且练习时间越久，疗效就越好。

2-按摩保健法

（1）手部按摩

取神门穴。用拇指按揉1～3分钟，以感觉酸胀为适。此法具有镇静安神、疏通心气、畅通经络的功效，适用于焦虑及其引起的头痛等症。

取劳宫穴。用拇指按压1～3分钟，以感觉酸胀为宜。此法具有清心泻火、养心安神的功效，适用于有焦虑、烦躁情绪者。

取手部心反射区（位于左手掌第4、5掌骨之间，近掌骨头处）。用拇指按揉3～4分钟，以透热为宜。此法具有增强心脏功能，缓解压力的功效，适用于因焦虑引起的胸闷、心悸等症状。

取手部腹腔神经丛反射区（位于双手掌侧第2、3掌骨和第3、4掌骨之间）。用拇指推3～5分钟，以透热为宜。此法具有调理三焦、养肝护心、减轻精神紧张的作用，适用于有焦虑、烦躁情绪者。

（2）足部按摩

取照海穴。拇指点按1～3分钟，以感觉局部胀痛为宜。按摩此穴具有滋阴清热、补肾填精的功效，适用于除烦躁、安抚神经、缓解焦虑。

取太冲穴。用拇指点按1～3分钟，以感觉局部胀痛为宜。按摩此穴具有清泻肝火的功效，适用于缓解焦虑引起的头痛、眩晕、胁痛、腹痛等症状。

取足部心反射区（位于左脚掌第4、5跖骨之间中段的小凹陷中）。用食指扣拳叩击3～5分钟，以局部发热为宜。经常按摩此反射区具有移除心火、调和心肾、平衡阴阳的功效，适用于舒缓情绪、消除焦虑。

取足部肝反射区（位于右足底第4、5跖骨间及足背上与该区域相对应的位置）。用拇指按压3～4分钟，以感觉酸胀为宜。按摩此反射区具有补益肝血、清热解毒的功效，适用于缓解焦虑情绪。

（3）耳部按摩

取耳部结节区。拇指、食指捏按3～4分钟，以感觉局部胀痛为度。经常按摩此反射区具有平肝息风、清热泻火的功效，适用于缓解因心火上亢引起的焦虑。

取耳部交感反射区。食指按压3～5分钟，以感觉酸胀为度。此法具有疏肝理气、止痉镇痛的功效，适用于缓解焦虑及其引起的头痛、心悸。

取耳部肾反射区。食指揉压2～3分钟，以有压痛感为度。经常按摩此反射区具有补肾填精、强骨填髓的功效，适用于缓解焦虑情绪。

第三节　抑郁症

抑郁症是一种以显著而持久的情绪低落为主要特征的情感性精神障碍。其核心症状表现为"三低症状"，即：情绪低落、兴趣与愉快感丧失、精力下降或易疲乏。患者往往会产生"三无"感，即：无望、无助、无用感，并常伴有认知功能障碍，如记忆力减退、注意力不集中、思考困难，以及躯体症状，如睡眠障碍、食欲减退、体重下降、性欲低下、闭经、腹泻或便秘等。临床上可见不同类型：青少年抑郁症、更年期抑郁症、老年抑郁症、产后抑郁、卒中后抑郁、冠心病合并抑郁等。

抑郁症的治疗以药物为主，抗抑郁西药虽能使患者抑郁症状得到有效改善，但长期服用易产生药物成瘾、失眠、胃肠功能紊乱等副作用，影响患者依从性。中医药可采用汤药丸散和针灸推拿等方法综合治疗该病，疗效肯定，且副作用少，被患者广泛接受。

一、病因病机探讨

抑郁症属于中医"郁证""失眠""健忘""癫证""百合病""梅核气"等范畴。其外因为情志所伤，其内因为脏气抑郁。其病机主要为气机郁滞，脏腑功能失调。初起病变以气滞为主，气郁日久，则可引起血瘀、化火、痰结、食滞、湿停等，初起多为实证，日久则易由实转虚，随其影响的脏腑及损耗气血阴阳的不同，而形成心、肝、脾、肾亏虚的不同病变。

二、常见证型与处方

（一）肝气郁结

临床表现： 精神抑郁，思绪不宁，胸部满闷，胁肋胀痛，痛无定处，脘闷嗳气，食欲不振，大便不调，苔薄腻，脉弦。

治　法： 疏肝解郁，理气畅中。方剂选用柴胡疏肝散。也可选用中成药解郁安神颗粒、解郁丸、舒肝解郁胶囊等。

（二）气郁化火

临床表现：性情急躁易怒，胸胁胀满，口苦而干，或头痛，目赤，耳鸣，或嘈杂吞酸，大便秘结，舌质红，苔黄，脉弦数。

治　　法：疏肝解郁，清肝泻火。方剂选用丹栀逍遥散。也可选用中成药丹栀逍遥丸、丹栀宁神胶囊等。

（三）气滞血瘀

临床表现：情绪抑郁，急躁易怒，头痛，失眠，健忘，胸胁刺痛，或身体某部有发冷或发热感，舌质紫暗或有瘀点、瘀斑，脉弦或涩。

治　　法：活血化瘀，理气解郁。方剂选用血府逐瘀汤。也可选用中成药血府逐瘀丸等。

（四）痰气郁结

临床表现：精神抑郁，胸部闷塞，胁肋胀满，咽中如有物梗塞，吞之不下，咯之不出或见咳嗽有痰，或痰出而不咳，或兼胸胁刺痛，舌质淡红，苔白腻，脉弦滑。

治　　法：行气开郁，化痰散结。方剂选用半夏厚朴汤。

（五）心神内扰

临床表现：精神恍惚，心神不宁，悲忧善哭，喜怒无常，多疑易惊，或时时欠伸，或手舞足蹈，骂詈喊叫等，舌质淡，脉弦。

治　　法：甘润缓急，养心安神。方剂选用甘麦大枣汤。

（六）心脾两虚

临床表现：多思善疑，头晕，心悸，胆怯易惊，失眠健忘，神疲乏力，纳呆，面色不华，舌质淡，苔薄白，脉细弱。

治　　法：健脾养心，补益气血。方剂选用归脾汤。也可选用中成药归脾丸等。

（七）心阴亏虚

临床表现：心绪不宁，虚烦神疲，心悸健忘，失眠，多梦，梦遗健忘，五心烦热，盗汗，口舌生疮，舌红少苔，脉细数。

治　　法：滋阴养血，补心安神。方剂选用天王补心丹。

（八）肝肾阴虚

临床表现：情绪不宁，急躁易怒，眩晕，耳鸣，或头痛且胀，面红目赤，目干畏光，视物不明，舌干红，脉弦细或数。

治　　法：滋阴养肾，清热疏肝。方剂选用六味地黄丸。

三、中西医对抑郁症患者心理问题的认识

（一）西医对抑郁症患者心理问题的认识

抑郁症患者有着严重的心理问题，不应忽视。心理治疗对治愈抑郁症有重要作用，可采用认知疗法帮助患者重塑认知，建立积极的思考方式，练习新的应对方式；采用人际关系疗法，改善患者犹豫不决、歪曲的思维和社会功能损害对人际关系方面的不良影响；采用行为疗法，给予患者积极的支持和反复训练，学习重新适应环境，达到矫正适应的目的；采用心理分析疗法，改变患者的人格结构，增强人际信任，提高应对悲伤等负性情绪的能力；采用家庭疗法，帮助患者完善社会支持系统，在患者遇到婚姻、恋爱、家庭等事件时，能够及时接受社会支持系统提供的物质精神安慰，减轻应激事件引发的负性情绪，减少疾病的复发机会。

（二）中医对抑郁症患者心理问题的认识

中医认为，七情内伤是抑郁症的主要病因，气机紊乱导致脏腑功能受损，是其首要的致病特点。先天禀赋不足也是抑郁症的病因之一，先天体质亏虚，脏腑气机失调，加之外界相关因素刺激，从而导致气机郁结，进而神郁，发为抑郁。且神郁与气郁相互影响，导致疾病缠绵难愈，发作反复。

四、中医情志养生防治抑郁症

（一）开导解惑法

医者耐心解释郁证的病因，向患者说明忧愁思虑、情志过极是郁证的重要

致病因素，在生活中要尽量避免这些导致肝气郁结、气机逆乱的生活事件和情志变化，告诫患者不能遇事则急躁恼怒，否则容易导致肝经气机逆乱而加重病情。帮助患者分析自己的过去，面对人格方面的缺陷并克服这些因素，防止情绪低落对身体的损害。

（二）移精变气法

将患者的精神意念活动从疾病及其内心思虑的焦点上转移或分散至其他方面，以缓解或消除这些精神意念的恶性刺激引起的病理改变，促使心理康复。这些对自身疾苦的过分关注，往往成为其疾病久治不愈的关键所在。如果不设法分散患者的注意力，使之移情或分心于他处，则虽处以针药亦多无效。移精变气法可在很大程度上缓解抑郁症状，增进人际交往。

（三）情志相胜法

采用情志相胜法让患者了解五志相克相生，学习运用喜怒等情绪抑制过忧、过悲的抑郁症表现。

（四）音乐放松法

抑郁症患者的音乐处方应选择节奏鲜明，优美动听，具有怡悦情志、舒肝解郁功效的音乐。可用于调畅消极情绪，使精神心理趋于常态。如《光明行》《喜洋洋》《步步高》《春天来了》《雨打芭蕉》《阳关三叠》《高山流水》等。此外，也要结合患者的文化程度、个人偏好等因人制宜，施以不同的音乐。

（五）养生的其他方法

1.气功保健法

太极拳、八段锦、五禽戏是极具中国特色的传统养生运动，在锻炼过程中能够起到调畅情志，调理脏腑气机的作用，且简便易行，是一种安全有效的绿色疗法。研究证实，太极拳、八段锦、五禽戏三种功法在抑郁症的治疗过程中均能够起到良好的辅助作用。

2.饮食保健法

（1）糯米百合糖粥
做法及用量： 取百合50～60g，糯米及红糖适量，加水煮粥。

作　　　用：糯米性味甘、温，入肺胃经，补中益气，暖脾胃；百合性味甘平、微苦，入心、肺经，有润肺止咳、养阴清热等功效。此粥具有补中益气、健脾养胃之作用。

（2）合欢花蒸猪肝

做法及用量：合欢花（干品）10g，放于碗中，加水少许浸泡4～6小时，略清洗，沥去多余的水分；再将猪肝100～150g切成片，同放碗中，加食盐少许调味，隔水蒸熟，食猪肝。

作　　　用：合欢花性味甘平，入心、肝、脾经，舒郁理气，安神活络；猪肝性味甘、苦、温，入肝经，补肝、养血、明目。此饮食方具有舒肝理气、养肝安神的功效。

（3）甘草小麦红枣汤

做法及用量：取甘草10g，小麦30g，红枣5枚，清水两碗煎汤，煎至1碗时，去渣饮汤。

作　　　用：甘草性味甘平，入脾、肺二经，和中缓急，润肺、解毒；小麦性味甘凉，入心、脾、肾经，养心、益肾、除热、止渴；红枣性味甘温，入脾、胃二经，补脾和胃、益气生津。此汤具有和中缓急、养心安神除烦、补脾和胃的功效。

第四节　紧张性头痛

紧张性头痛是原发性头痛主要类型之一，临床以双侧或单侧额颞部、枕部、颈部、全头部等出现压迫、钝痛、胀痛或紧束感为典型症状。患者常伴有紧张、焦虑、抑郁等不良情绪。本病发病年龄多见于青、中年，且女性患者多于男性患者。流行病学调查结果显示，在我国紧张性头痛年患病率约32.5%，其中约20.7%为慢性紧张性头痛，严重影响患者的身心健康、工作学习及生活质量。

西医治疗本病以药物为主，疼痛发作期常给予中枢性肌肉松弛药物、中枢性及周围性镇痛药，非发作期则给予抗焦虑、抑郁药，以预防为主。但长期服用西药可导致耐药、依赖、失眠等不良反应。中医药可根据辨证论治的思路，采用中药汤剂、推拿、饮食、适当运动等治法。同时可以结合心理治疗、松弛疗法等，疗效显著，被大众广泛接纳。

一、病因病机的认识

中医学认为，紧张性头痛归属于"头痛""头风"等范畴，头为清阳之府，诸阳之会，汇聚五脏六腑之精，并为手足三阳经循行交会之所，故若五脏六腑病变、经络运行不畅，均可发生头痛。明·王肯堂《杂病证治准绳》中提到头颈疼痛不适"有风，有湿，有寒，有热，有闪挫，有血瘀气滞，有瘀积，皆其标也"，认为紧张性头痛的病机为经络不通、气血瘀滞，治疗以疏通经络气血为首要。《临证指南医案》记载："头为诸阳之会，与厥阴肝经会于巅，诸阴寒邪不能上逆，为阳气窒塞，浊邪得以上踞，厥阴之风火乃能逆上作痛"，认为头痛主要与肝疏泄功能失常有关。

二、常见证型与处方

（一）心脾两虚

临床表现：失眠多梦，心悸气短，头晕头痛，肢倦乏力，食欲不振等。

治　　法：益气补血，濡养清窍。方剂选用归脾汤加减。也可选用中成药归脾丸、养血清脑颗粒等。

（二）肝阳上亢

临床表现：头晕头痛，位于两侧颞部或巅部，心烦易怒，目赤，口苦口干，舌红苔黄或白，脉弦有力。

治　　法：平肝镇痛。方剂选用龙胆泻肝汤加减。也可选用中成药龙胆泻肝丸、复方羊角颗粒、天麻素胶囊等。

（三）痰瘀阻络

临床表现：痛势甚剧，或攻冲作痛，或痛如锥刺，或连及目齿，伴目眩畏光，胸闷脘胀，恶心呕吐，急躁易怒，反复发作。

治　　法：息风涤痰，逐瘀止痛。方剂选用通络止痛方加减。也可选用中成药头痛宁胶囊、正天丸等。

三、中西医对紧张性头痛患者心理问题的认识

（一）西医对紧张性头痛患者心理问题的认识

西医学认为，心因性因素有可能是导致紧张性头痛的重要因素之一。研究表明，紧张性头痛患者无论是在头痛发作期间还是非发作期间，其心理紧张程度均高于正常人群。据调查，易患紧张性头痛病的人群具有焦虑、抑郁、易紧张等人格特质，并且负面情绪与紧张性头痛的产生有着密切的关系，负面情绪与疼痛的发生两者之间又容易形成互为因果的恶性循环。因此，在治疗紧张性头痛过程时，可采用放松训练疗法、生物反馈疗法等心理治疗提高治疗效果。

（二）中医对紧张性头痛患者心理问题的认识

紧张性头痛的发生与情志的关系密切。中医学认为，长期精神紧张或忧思郁怒，首伤肝脏，导致肝失条达，肝自生风，上扰头目，从而出现头痛症状；抑或七情所伤，致脾失健运，聚湿生痰，痰浊中阻，清阳不升，浊阴不降，清窍失养，浊阴上蒙，故头痛且昏蒙重坠。因此，在治疗上除运用疏肝解郁药外，也应辅以心理治疗。

四、中医情志养生防治紧张性头痛

（一）开导解惑法

医者应耐心向患者讲解紧张性头痛的发病原因等相关知识，帮助患者树立正确的疾病观念，让患者明白紧张性头痛不仅是躯体的疾病，过度的情绪紧张和焦虑是引起头痛发作和加重的重要因素，在日常生活中应尽量调畅情志，学会控制自己的情绪，适当地表达自己内心的愤怒不满等情绪。引导患者实施放松训练，提高自我觉知力，帮助患者改变不良的应对策略，促进疾病的康复。

（二）音乐放松法

肝阳上亢的患者容易发怒，可以选择聆听《江河水》《汉宫秋月》《双声恨》和《病中吟》等曲目，此类曲目具有悲伤的色彩，乐曲悲凄感人，属于商调式音乐，具有较好的平抑愤怒的作用。

脾失健运的患者，可以选择聆听《秋湖月夜》《闲居吟》《月儿高》《马兰

开花》等曲目，此类具有悠扬沉静、敦厚庄重、典雅和谐的特点，属于土音宫调式音乐，具有健运脾胃、怡养心神的作用。

（三）养生的其他方法

1. 运动保健法

紧张性头痛患者可练习太极拳、散步。练习太极拳能够起到调摄精神，活动筋骨，疏通经络，行气活血，益肾固元的功效；经常散步有助于消除疲劳，增强心血管的功能，提高机体代谢率，从而缓解疼痛。

2. 按摩保健法

患者取坐位或仰卧位，双目自然闭合，先用双手拇指或双手掌轻揉太阳穴；再用拇指按揉风池穴，或者单手拿捏颈后肌肉近发际处；然后两手五指弯曲，由前额向枕后反复梳理头发，或用木梳、牛角梳代替手指梳头；将两手食指屈曲，拇指按在太阳穴上，以食指内侧屈曲面，由正中印堂穴沿眉毛两侧分抹额头；拇指点按合谷穴。每组10～15次，每天2～3组。

3. 饮食调理法

晚餐不宜过饱，宜食用清淡、易消化食物。尽量少食用容易诱发头痛的食物，如奶酪、巧克力、洋葱等食物富含酪氨酸，酪氨酸可促进前列腺素合成，引起血管舒张，导致头疼；香肠、火腿等腌熏肉类食品含有亚硝酸盐，过多的亚硝酸盐会引起头疼；酱油、味精等调味剂富含谷氨酸钠，过量食用会引起头痛；酒精类饮品不仅能够扩张血管，同时还富含酪氨酸，从而引起头痛；咖啡或浓茶等含有咖啡因，过量摄入会导致血管过度收缩，诱发头痛。多食用能够缓解头痛的食物：B族维生素能保护心脑血管和神经系统，多食用富含B族维生素的食物能够舒缓压力、调节情绪，如瘦肉、豆类、糙米、坚果等；维生素C具有抗氧化作用，能够减轻情绪紧张诱发的头痛，富含维生素C的食物有橘子、樱桃、猕猴桃、芥蓝等；适量补充富含微量元素镁的食物，能够松弛肌肉、舒张血管，减轻头痛，如小米、荞麦、黄豆、紫菜等；同时可以食用一些有助睡眠的食物和水果，如红枣、龙眼肉、合欢、苹果、香蕉、牛奶等。

4. 药浴熏洗法

组　　成： 吴茱萸50g，醋100ml。

功　　效：平肝潜阳。主要用于肝阳上亢引起的头痛，头部两侧疼痛，伴心烦易怒，夜寐不宁。

药浴方法：足浴法。将吴茱萸加水2L，煎煮30分钟，去滓取汁，倒入盆中，再加醋100ml及适量温水，浸泡双足，每天2次，每次20分钟，15天为1个疗程。

第五节　神经性厌食症

神经性厌食症是一种进食性的行为障碍。患者因刻意追求苗条身材，长期主动自我拒绝食物，导致体重明显减轻，体重指数（BMI）常低于17kg/m²。神经性厌食症常伴有功能性闭经、骨密度降低、胃轻瘫、便秘、生长障碍等。随着病情的进展，患者常会出现强迫、焦虑、抑郁等心理障碍。

神经性厌食症的临床治疗较为困难，西医主要通过使用抗抑郁药缓解强迫、抑郁心境；采用抗精神病药治疗其对自身体重和体形的超价观念或近妄想性信念；采用胃肠促动力药减轻胃排空延迟等某些躯体症状。中医药可根据辨证论治的思路，采用中药汤剂、饮食调理等治法，起到身心同调的作用。由于其发病原因与心理和社会文化因素关系密切，因此采用中西药治疗时，必须要配合心理干预，可采用认知行为治疗、家庭治疗、人际心理治疗等心理治疗方法，同时应加强社会预防和健康教育。

一、病因病机探讨

中医根据神经性厌食症患者厌食、消瘦、闭经等核心的临床症状，将其归入"郁证""闭经""虚劳""纳呆"等范畴，多由情志不舒、饮食不节、禀赋不足引起。

二、常见证型与处方

（一）肝气郁结

临床表现：强烈的减肥愿望及自我节食的要求，喜避人独食，自我催吐，瘦骨嶙峋，停经闭经，舌体淡红，舌苔薄腻，脉弦滑。

治　　法：疏肝解郁、化痰开窍。方剂选用顺气导痰汤加减。

（二）肝脾不调

临床表现：面容憔悴，面色萎黄，忧郁寡欢，形体消瘦，神疲倦怠，少气懒言，心悸气短，不思饮食，口淡乏味，大便溏薄，月经停闭，带下频多，舌淡红苔薄白，脉弦缓或沉细等。

治　　法：疏肝健脾。方剂选用逍遥散加减。也可选用中成药逍遥丸。

（三）心脾两虚

临床表现：思虑过度，心神不宁，心悸气短，不思饮食，身体赢弱，倦怠乏力，形寒肢冷，面色无华，皮肤粗糙，毛发脱落，舌质淡，脉弱。

治　　法：补益心脾气血。方剂选用归脾汤加减。也可选用中成药五味安神颗粒。

（四）肝肾亏虚

临床表现：闭经，身体消瘦，皮肤干燥无光泽，舌淡红苔少，脉沉弱或细涩。

治　　法：滋补肝肾，养血活血。方用归肾丸加减。

三、中西医对神经性厌食症患者心理问题的认识

（一）西医对神经性厌食症患者心理问题的认识

神经性厌食症患者的典型心理行为症状表现为严重的身体歪曲、内感受器紊乱和恶劣心境。该类患者可伴有抑郁心境、情绪不稳、易激惹、社交退缩、强迫症状等，严重者甚至出现自杀企图和行为。

（二）中医对神经性厌食症患者心理问题的认识

神经性厌食症发病多由情志失调导致肝失疏泄，进而出现气滞、血瘀、痰阻等；亦可影响心脾，致气血津液运行不畅，出现心悸失眠，身体消瘦，倦怠乏力，纳呆食少，便溏等。气滞痰阻，上扰清窍，蒙蔽神志，最终导致出现异常心理及对减肥的执着。

四、中医情志养生防治神经性厌食症

（一）按摩保健法

取　　穴：百会、攒竹、太阳、肝俞、脾俞、胃俞、肾俞、八髎、中脘、
　　　　　天枢、关元、中极、足三里、三阴交。

功　　效：健脾和胃，补气养血。

操作方法：患者安静仰卧或者坐位，每个穴位按揉20～30次，10天为一
　　　　　个疗程。

（二）饮食调理法

采用劝解和诱导进食的方法，鼓励患者进食，提供良好的进食环境，饮食应柔软易消化，饮食的色、香、味均应注意，以刺激、诱导患者对饮食的兴趣。由于患者胃肠十分虚弱，治疗初期应进流质食物，如牛奶、米汤、肉汤、菜汤等，每日4～6次，少量多餐。随着患者胃肠功能的好转，可扩展饮食范围，逐渐转为普通饮食，如新鲜果蔬、肉、蛋、豆类等，每日三餐。

（三）心理调护

首先应建立良好的医患关系，进行科学的健康知识宣教，肯定和接纳患者，并努力使患者自己接纳和肯定自己；鼓励患者学会自我保健和减压；平时多安慰、鼓励患者，使其充满信心；对焦虑抑郁情绪较严重的患者，鼓励其发泄不良情绪；帮助其培养兴趣爱好，如通过散步、娱乐等方式分散注意力，解除不良习惯，减轻焦虑烦躁。通过心理沟通，协助患者寻找解决问题的多种途径及心理应对策略，使其主动配合治疗，促进康复。

本病多发人群为青少年女性。受"以瘦为美"的诱导，多数女性患者具有强烈的节食减肥的愿望，自我严格限食，日久天长引发拒食。针对患者的认知障碍，家属以及护理人员还应注意对患者进行认知行为纠正，消除其怕胖的心理与错误认识，这对根除病证及预防复发有积极作用。

第九章
妇科疾病的情志养生与保健

第一节 经前期综合征

经前期综合征是指女性在月经期前反复出现周期性的一系列躯体、心理、行为及体质等方面的症状。经前期综合征的精神情绪障碍更为突出，将经前伴有严重情绪不稳定的经前期综合征称为经前焦虑性障碍。大多在月经前一个星期内出现，在月经来之后好转或消失。一般在青春期初潮后开始出现，育龄期妇女发病率最高。目前，全世界各国文献报道的经前期综合征患病率在12%～98%。

西医学中病因尚未明确，多认为与激素水平改变、社会心理因素、人格因素有关，治疗以改善患者症状为主，主要包括非药物治疗、口服药物治疗和星状神经节阻滞治疗。非药物治疗主要是饮食、休息和锻炼。药物治疗中抗焦虑剂、抗抑郁剂、性激素等药物均有一定的副作用。心理治疗需要在心理医生指导下学习自我放松训练疗法、音乐疗法等。

一、病因病机探讨

中医学古籍中没有此病名的记载，但根据其不同症状，分别有经行乳房胀痛、经行头痛、经行感冒、经行发热、经行身痛、经行口糜、经行泄泻、经行浮肿、经行风疹块、经行吐衄、经行情志异常等，现在中医妇科学中统一归为月经前后诸证。中医认为该病多由肝郁气滞、阴虚肝旺、脾肾两虚引起。

二、常见证型与处方

（一）肝气郁结

临床表现： 经前头痛，经前或经行乳房胀满疼痛，或乳头痒痛，甚则痛不可触衣。小腹胀满连及胸胁，月经先后无定期或延后，经行不畅，血色黯红，小腹胀痛，胸闷胁胀，精神抑郁，时叹息；或烦躁易怒，心烦，不思饮食，失眠，舌淡苔薄白或薄黄，脉弦或弦细。

治　　法： 疏肝理气，养血调经。方剂选用逍遥散加减、柴胡疏肝散加减。也可选用中成药逍遥丸、丹栀逍遥丸等。

（二）脾肾阳虚

临床表现： 经前或经行面浮肢肿，晨起头面肿甚，月经推迟，经行量多，色淡质薄，脘腹胀满，腹部冷痛，畏寒肢冷，饮食减少，腰膝酸软，大便溏薄或经前泄泻，或经行前后头晕嗜睡，胸闷恶心，舌淡红伴胖，苔白腻，脉沉缓或濡细。

治　　法： 温肾健脾，化湿调经。方剂选用肾气丸合苓桂术甘汤或右归丸合苓桂术甘汤。也可选用中成药金匮肾气丸、右归丸、济生肾气丸。

（三）肝肾阴虚

临床表现： 经行或经后两乳胀痛，两目干涩，口干咽燥，或口舌糜烂，眩晕耳鸣，潮热盗汗，五心烦热，烦躁少寐，腰膝酸痛，月经量少，色淡，舌淡或舌红少苔，脉细数。

治　　法： 滋肾养肝，育阴调经。方剂选用滋水清肝饮加减、一贯煎。也可选用中成药杞菊地黄丸。

（四）气滞血瘀

临床表现： 经前或经期头痛剧烈，或经行发热，经行乳房胀痛，肢体肿胀，月经量少，经色紫黯有块，脘闷胁胀，腹痛，善叹息，情绪抑郁，舌紫黯或有瘀点，苔薄白，脉弦涩。

治　　法： 理气活血，化瘀调经。方剂选用八物汤加减或血府逐瘀汤。也可选用中成药柴胡舒肝丸、元胡止痛片、血府逐瘀胶囊。

（五）心肝火旺

临床表现：经前或经期狂躁易怒，头痛头晕，口苦咽干，面红目赤，小便
黄，经行不畅，舌红苔黄，脉弦涩滑数。

治 法：疏肝解郁，清热调经。方剂选用丹栀逍遥散加减。也可选用中
成药丹栀逍遥丸。

（六）心脾两虚

临床表现：经前或经期心悸失眠，神疲乏力，多思善虑，面色萎黄，食欲
减退，或头晕头痛，或泄泻，自汗或盗汗，月经量少或多，色
淡质稀，舌淡红苔白，脉细弱。

治 法：养心益脾，补血调经。方剂选用归脾汤加减。也可选用中成药
归脾丸。

（七）痰火上扰

临床表现：经行烦躁不安，情绪不宁，甚或狂躁不安，恶心，痰多，失
眠，面红目赤，大便干结，月经量少或量多，色深红质稠，平
时白带量多，色黄质稠，舌红苔黄厚或腻，脉弦滑数。

治 法：清热化痰，宁心安神。方剂选用生铁落饮加减。也可选用中成
药丹栀逍遥丸。

此外，还可见肝气上逆、肝郁脾虚、阴虚火旺、血瘀、气血两虚等证型，
需要在中医师的指导下用药。

三、中西医对经前期综合征患者心理问题的认识

（一）西医对经前期综合征患者心理问题的认识

精神心理因素与经前期综合征的发病密切相关。本病多发于性格内向和情
绪抑郁的育龄期妇女。经前期综合征患者中有一半曾有焦虑及情感障碍，精神
压抑症状也比无经前期综合征的女性多。有些经前期综合征患者有明显的精神
刺激史。通过减少应激源，进行放松训练和进行心理疏导等，有助于患者保持
心情舒畅，消除顾虑和紧张情绪。帮助患者家属了解经前期综合征的周期性和

预期发病时间，理解患者发病时的行为过失，减少家庭内环境刺激等，有助于患者病情改善。

（二）中医对经前期综合征患者心理问题的认识

中医认为肝、脾、肾三脏与经前期综合征的关系密切，尤其肝脏最重要。肝藏血主疏泄，体阴而用阳。若肝血不足，不能柔润以养肝体，则肝阳上亢，肝气上逆；肝失柔养，失于条达，疏泄失职，则肝气郁滞，气滞则血瘀；肝木乘脾，又致脾虚湿停；肝肾同源，肝阴血亏虚又导致肾阴不足，肾气虚损。加之月经期前或行经期间，妇女冲任气血变化大，肝血下注冲任，血海满盈，处于溢泻状态，而全身阴血相对不足，尤肝血不足，则在各种致病因素作用下，导致出现气血失调，脏腑功能紊乱，而诱发本病。

四、中医情志养生防治经前期综合征

（一）中医情志疗法

中医情志疗法多结合中药对经前期综合征进行治疗。中医情志疗法治疗经前期综合征分几个阶段来进行：第一阶段：医师先与患者谈话，详细了解患者病史，情志病因，诱导其详细诉说，寻找病源。有时借助一些悲情的短片（或以谈话的方式诱导患者痛哭），引导患者宣泄不良情绪，痛哭后心情舒畅。如宣泄后患者疲劳，同时伴有轻松感，犯困，有食欲，则提示病情改善；如患者仍常皱眉，易叹息，睡眠不好，食欲差，说明未能调整好情志，则需重复第一阶段疗法，直至达到心情愉快的疗效。第二阶段：医师与患者谈话，或用喜剧短片的形式，诱导患者开怀一笑，舒缓悲伤的情绪。第三阶段：帮助患者学会自我宣泄不良情绪，引导患者掌握调节情志的方法，提升自我应对能力。最后给予全面的指导，包括饮食、生活习惯、养生功法等的综合指导，并争取获得患者家人的配合，以及病友的互助，以达到巩固疗效的效果。

（二）中医五音法

依据五音与阴阳五行的关系，通过辨证选择相适应的民族音乐。音乐治疗每日2次，每次30分钟，音量一般不超过60分贝。五音治疗分为正治和反治，正治是指乐曲与治疗者情绪同步，帮助听者宣泄情绪；反治是指乐曲与治疗者情绪相反，即情绪兴奋者听平和忧伤的乐曲。暴躁五行属"火"，与徵音相对应，患者平静时予以正治，施以徵调式乐曲；情绪急躁发火时，予以反治克制急躁情绪，施以羽调式乐曲。抑郁五行属"土"，抑郁多愁善感者，多听听风格悠扬，能抒发情感的宫调式乐曲；抑郁患者遇到挫折，情绪极度恶劣时，施以生机盎然，舒畅条达的角调式曲目，有助于患者解除压抑忧虑情绪。悲伤五行属"金"，悲痛欲绝者给予引导排遣，施以商调式乐曲来发泄心头郁闷，摆脱悲痛，振奋精神。愤怒五行属"木"，施以角调式乐曲舒肝理气。绝望五行属"水"，患者对生活失去信心，以欢快、明朗的徵调式乐曲予以反治，重新唤起其对生活的信心。

（三）音乐疗法

一般在经前两周开始，每日1次，每次30分钟。在安静状态下进行，音量以患者认为适宜为宜，一般不超过60分贝。可选用自然音乐《戏水》《我的海洋》《大蓝》《霞光》《清晨》《火星金星》《森林狂想曲》和古典音乐《绿袖子》《小步舞曲》和《小夜曲》。

（四）养生的其他方法

经前期综合征患者也可以采用针刺、艾灸、推拿、耳穴贴压等综合治疗方法，也可以中西医结合治疗。这里简要介绍自我按摩，通过自我按摩，舒缓情绪，可以缓解经前期各种症状。

1. 两手拇指从印堂推至神庭，根据患者自身的实际感受，推10~20次。
2. 双手十指端自前额发迹从前向枕后梳理10~20次；采用扫散法在头部颞侧胆经循行处操作2分钟左右。
3. 两手拇指对攒竹、太阳、百会等穴各按揉2分钟左右。
4. 采用掌平推法对两胁肋进行平推，坚持从上至下的原则，平推5~10次。
5. 采用掌摩法对腹部进行按摩5分钟。
6. 选择内关、关元、阳陵泉、足三里、三阴交、太溪等穴位各按揉1分钟。

第二节 痛经

痛经是妇科最常见疾病之一。痛经指在月经期或月经期前后出现下腹部疼痛、坠胀感，并伴有腰酸、头晕、恶心、乏力等不适，症状严重者可能剧痛晕厥，影响到日常生活和工作，又称为"经行腹痛"。痛经分为原发性痛经和继发性痛经。原发性痛经指生殖器官无器质性病变的痛经，占90%以上；继发性痛经指因急慢性盆腔炎、子宫内膜异位症、子宫腺肌病等器质性病变引起的痛经。

西医学中原发性痛经的发病原因和机制尚不明确，治疗以改善患者症状为主，主要包括非药物治疗、口服药物治疗和手术治疗。非药物治疗主要是讲解月经的生理知识，消除患者对月经的心理恐惧。痛经时卧床休息，也可热敷下腹部，疼痛严重时可服用非特异性止痛药。药物治疗包括前列腺素合成酶抑制剂、避孕药具等。有些药物有一定的副作用。手术治疗包括骶前神经节切除术、子宫神经部分切除术和子宫切除术。

一、病因病机探讨

痛经最早见于《金匮要略·妇人杂病脉证并治》："带下，经水不利，少腹满痛，经一月再见。"《诸病源候论》首立"月水来腹痛候"，阐述痛经的病因病机等。明代《景岳全书·妇人规》和清代《傅青主女科》《医宗金鉴·妇科心法要诀》等书中关于病因病机治疗等都有论述。中医认为痛经病位于子宫、冲任，以"不通则痛"或"不荣则痛"为主要机制，病因是情志所伤、起居不慎或六淫为害，并与素体、经期、饮食作息习惯、遗传等密切相关。该病多由气滞血瘀、寒凝血瘀、湿热瘀阻、气血虚弱、肾气亏虚等引起。治疗在经期是调血止痛以治标，缓解疼痛；在平时辨证求因以治本。

二、常见证型与处方

（一）气滞血瘀

临床表现：经前或经期小腹胀痛，经行不畅，量少，血黯有块；乳房胀痛，胸闷不适，舌紫黯或有瘀点，苔薄白，脉弦。

治　　法：理气行滞活血，化瘀止痛。方剂选用膈下逐瘀汤加减、痛经汤等。也可选用中成药痛经宝颗粒、元胡止痛片、血府逐瘀胶囊、田七痛经胶囊、益母草颗粒或益母草膏。

（二）寒凝血瘀

临床表现：经前或经期小腹冷痛，得热痛减，月经或见推后，经血量少，血黯有块，平时白带量多质稀，面色青白，畏寒肢冷，舌黯苔白或腻，脉沉紧。

治　　法：温经散寒，化瘀止痛。方剂选用少腹逐瘀汤加减、温经散寒汤等。也可选用中成药痛经宝颗粒、桂枝茯苓胶囊、少腹逐瘀颗粒、艾附暖宫丸。

（三）湿热瘀阻

临床表现：经前或经期小腹疼痛或胀痛并伴有灼热感，或痛连腰骶，经血量多或经期长，色黯质稠；平时白带量多，色黄质稠有臭味，或伴有低热，小便黄赤，舌红苔黄腻，脉滑数或弦数。

治　　法：清热除湿，化瘀止痛。方剂选用清热调血汤加减。也可选用中成药银甲丸、散结镇痛胶囊。

（四）气血虚弱

临床表现：经期或经后小腹隐隐坠痛，喜按，或小腹空坠不适，经血量少，色淡质稀，面色无华，头晕心悸，神疲乏力，舌淡，苔薄白，脉细无力。

治　　法：补气养血，调经止痛。方剂选用八珍汤加减、圣愈汤、黄芪建中汤、养血和血汤等。也可选用中成药黄芪建中丸、八珍益母丸、女金胶囊、复方阿胶浆。

（五）肝肾亏损

临床表现：经期或经后小腹绵绵作痛，伴腰骶疼痛，经色黯淡，量少质稀，头晕耳鸣，面色晦暗，失眠健忘，或伴潮热，舌淡红苔薄，脉沉细或细弱。

治　　法：养肝益肾，养血止痛。方剂选用益肾调经汤加减、调肝汤加减。

三、中西医对痛经患者心理问题的认识

（一）西医对痛经患者心理问题的认识

心理、社会因素与原发性痛经有着密切联系。目前认为抑郁和焦虑等情绪因素影响痛觉，使痛阈值降低，使子宫峡部张力增加从而导致痛经。不良情绪引起心理失衡，导致神经内分泌紊乱从而刺激子宫导致痛经。精神心理应激过重，可以扰乱自主神经系统功能，导致交感神经兴奋，易引起子宫平滑肌收缩，子宫内压增大，引起痛经，并影响子宫内膜代谢导致痛经。

痛经患者多具有神经质倾向，或情绪不稳定，易于激惹；或感觉过敏，暗示性强，疼痛阈降低等特点。痛经患者抑郁和焦虑的发生率及严重程度远远大于非痛经者。

对痛经患者的心理治疗多通过语言疏导、放松疗法、生物反馈和音乐疗法等。主要是帮助患者正确认识痛经，了解月经的生理知识，鼓励患者精神放松，消除紧张心理，保持愉悦心情。

（二）中医对痛经患者心理问题的认识

痛经的发生与社会心理因素密切相关。痛经多见忧思抑郁，多见于情绪消极低沉者，在经前或经期，心境欠佳，情志内伤，以致肝气郁结，经行不畅，发为痛经。在《傅青主女科·调经》中指出："经欲行而肝不应，则抑拂七气而疼生。"痛经亦可因受到强烈刺激，或处于劣性情境，精神紧张，恐惧，以致气机紊乱而发。

四、中医情志养生防治痛经

（一）言语开导

首先针对患者出现忧思、抑郁情绪的原因进行纠治，以消除心因。其次通过语言疏导，帮助患者分析其已存在的个性缺陷，重建健康人格。此外，告诉患者经期或经前注意事项，嘱其身心放松，减轻心理紧张，以消除诱发因素。采用心理疏导时，答疑解惑，对患者不正确的认识，进行正确解答。并应重点强调，月经期轻度不适是正常的生理反应，不需要过度关注和焦虑。

（二）情志相胜

以"五行"为依据，按金、木、土、水、火的相生相克，形成了悲胜怒、怒胜思、恐胜喜、喜胜悲、思胜恐。根据这一理论，正确引导，让患者听幽默、喜剧故事，听听轻音乐、古典乐曲舒畅心情，通过这种以喜胜忧的方式，克服抑郁、忧虑等消极情绪。

（三）疏神开心

对于暗示性高、感觉过敏的患者，正确使用暗示疗法以转移患者注意力，减轻或消除痛经。通过正面的语言与患者交谈，耐心的态度、巧妙的语言，引导其无所顾虑，畅所欲言。具体做法，在月经期间，多听风趣幽默的故事，畅想喜悦的事情，听听音乐，参加文娱活动等来转移注意力，保持良好的精神状态，进而缓解痛经症状。

（四）移情调志

中医认为，当忧愁、抑郁之情难以解除时，可以通过言语、行为、环境影响，将其注意力转移，鼓励患者参加集体活动，使其大脑皮质中的疼痛转移到新的兴奋中，使之从不良心态中解脱出来。

（五）音乐配合松弛训练

一定节奏感的音乐具有松弛或镇静作用，有选择性地听一些音乐；指导患者缓慢腹式深呼吸或闭目进行深呼吸，安定身心；同时配合松弛训练，指导患者按摩疼痛部位，可以明显缓解患者痛经症状。

（六）养生的其他方法

1. 针刺、腹部推拿、艾灸、耳针等方法对痛经都有较好的治疗作用。通过自我按摩、功法训练等，都可以有一定的镇痛、镇静作用。经期小腹局部用热水袋等，可以缓解疼痛。

2. 痛经患者应禁止剧烈运动，但在平时可以坚持适度锻炼，增强体质。如中医传统导引术八段锦、五禽戏，导气以和，引体以柔，使气血和畅，改善痛经。

3. 改善营养，饮食上宜食温性食物，不食生冷食物等，中医药膳、药茶、中药精油等可辨证使用。经期还应避免使用刺激性食物。日常生活注意减少对环境的应激反应。

第三节　围绝经期综合征

围绝经期综合征是指妇女在绝经前后由于卵巢功能衰退引起的一系列以自主神经功能紊乱为主，伴有神经心理症状的一组症候群，多发于中老年女性患者。

围绝经期综合征者可出现面色潮红、胸闷心悸、血管舒缩功能紊乱、月经周期紊乱、情绪多变等临床症状中的一种或多种，并持续2～8年。

目前，全世界各国文献报道的围绝经期综合征患病率在22%～84%。西医常用雌激素类药物进行激素替代疗法，起效较快，可以很大程度改善患者的各种症状，提高其生活质量，降低围绝经期女性骨质疏松症的发生率，但缺乏持久性，病情易反复发作，且极易产生不良反应。

一、病因病机探讨

中医称为"经断前后诸证"或"绝经前后诸证"，是经断前后妇女的常见病症，好发于45～55岁女性。中医学古籍中没有此病名的记载，多散见于"年老血崩""脏躁""百合病"等病证中。汉代《金匮要略·妇人杂病脉证并治》指出："妇人脏躁，喜悲伤欲哭。"明代《景岳全书·妇人规》指出："妇人于四旬外，经期将断之年，多有渐见阻隔，经期不至者。"肾精不足，天癸将绝，月经将断，故妇女出现多种症状，如善怒易哭、烘热汗出、五心烦热、头晕目眩、耳鸣、失眠健忘、心悸、月经紊乱、关节疼痛等。本病的根本病机是肾精不足，肝失疏泄，并可累及心、脾。

二、常见证型与处方

（一）肝肾阴虚

临床表现：绝经前后，月经紊乱，月经提前，量少或量多，经色鲜红，头晕目眩，耳鸣，目涩，五心烦热，口干咽燥，或头面部阵发性烘热汗出，失眠多梦，健忘，腰膝酸软，足跟疼痛，阴部干涩，或皮肤干燥、瘙痒、感觉异常，小便黄大便干，舌红少苔，脉细数。

治　　法：滋养肝肾，育阴潜阳。方剂选用杞菊地黄丸加减、左归丸合二至丸加减等。也可选用中成药杞菊地黄丸、坤宝丸、女珍颗粒、更年安片、更年舒片。

（二）肾阳虚

临床表现：绝经前后月经量多，经色黯淡，或崩漏，精神萎靡，面色晦黯，腰背冷痛，小便次数增多，夜尿频繁，或面浮肢肿，舌淡胖嫩，苔薄白，脉沉细弱。

治　　法：温肾补阳。方剂选用右归丸加减等。也可选用中成药龙凤宝胶囊、济生肾气丸、金匮肾气丸、右归丸等。

（三）肾阴阳两虚

临床表现：绝经前后，月经紊乱，经色黯或淡红，乍寒乍热，烘热汗出，自汗，盗汗，头晕耳鸣，失眠健忘，腰背冷痛，足跟痛，小便次数增多，面浮肢肿，大便稀，舌淡苔白，脉沉细弱。

治　　法：阴阳双补，调补冲任。方剂选用二仙汤合二至丸加减等。也可选用中成药更年灵胶囊、肾宝合剂等。

（四）肾虚肝郁

临床表现：绝经前后，月经紊乱，烘热汗出，精神抑郁，胸闷叹气，烦躁易怒，睡眠质量差，大便时干时稀，舌红苔薄白或薄黄，脉沉弦或细弦。

治　　法：滋肾养肝，疏肝解郁。方剂选用一贯煎加减等。也可选用中成药逍遥丸。

（五）心肾不交

临床表现：绝经前后，月经紊乱，烘热汗出，心悸怔忡，心烦不宁，失眠健忘，多梦易惊醒，腰膝酸软，精神涣散，思维迟钝，舌红少苔，脉细或细数。

治　　法：滋阴降火，补肾宁心。方剂选用天王补心丹加减等。也可选用中成药天王补心丸、坤泰颗粒。

三、中西医对围绝经期综合征患者心理问题的认识

（一）西医对围绝经期综合征患者心理问题的认识

围绝经期女性出现心理状况改变，可能出现失眠、记忆力减退、喜怒无常、恐怖感、压迫感、焦虑紧张或情绪低落、抑郁等症状。围绝经期综合征患者的心理问题与围绝经期女性雌激素水平降低、基因、经前期综合征或产后抑

郁病史、血管舒缩症状、睡眠障碍、个人身体状况、心理因素等生物学因素，经济、文化、生活水平等社会和环境因素等有关。

对围绝经期综合征者进行心理干预的方法主要有认知行为疗法、支持性心理疗法、生物反馈疗法、放松疗法和音乐疗法。具体措施包括：认知干预、心理咨询、个体心理指导、心理支持、倾听答疑、语言疏导、放松训练、团体治疗等。

（二）中医对围绝经期综合征患者心理问题的认识

围绝经期综合征患者的情志症状主要是烦躁易怒、五心烦热、心悸、忧思、抑郁等，主要病因是肾水不足，水不涵木，肝气郁结，水火不济，心火上炎，耗伤心血。肝主疏泄、心主神明，故易出现上述的情志症状，多见于心肾不交证，治以滋阴降火，补肾疏肝宁心。

脏腑之气是七情的物质基础，当五脏发生虚实盛衰时，会直接影响到人的情志活动。而机体若不能调节适应过度的情绪变化，就会出现相应的症状，导致人体神、气功能失常，从而出现气血失和，阴阳失调，脏腑功能紊乱等情况。

四、中医情志养生防治围绝经期综合征

（一）情志相胜法

中医学根据阴阳五行和"七情学说"创立了"情志相胜"理论，用以偏纠偏的原理，达到治愈情志疾病的目的。具体应用时，医生与患者进行交流，通过交谈，寻找出患者的病源。

对于易怒的患者，以悲胜怒为原则，引导患者宣泄情绪：数问其情后，让患者观看悲剧片，以触景伤情，诱导其尽情宣泄，大哭一场。

对于易悲伤忧思的患者，以喜胜悲忧为原则，发挥情志正性效应：让患者观看喜剧片，引导患者开怀而笑，忘却烦恼或忧愁，激发情志的正面积极效应。

（二）音乐疗法

对于易怒的患者，多听一些悲怆的音乐，如柴可夫斯基的《第六交响曲D小调》或贝多芬的《第五交响曲C小调》，以达到悲胜怒的目的。鼓励烦躁易怒的患者，平时多听一些消除烦躁的音乐如《塞上曲》《空山鸟语》等。此外，还可听养肝护肝的古琴曲《胡笳十八拍》。

对于抑郁的患者，可以鼓励她们听缓解抑郁的音乐如《江南好》《喜洋洋》和养护脾意的琵琶曲《十面埋伏》；也可听振作精神的乐曲如《金蛇狂舞》《步步高》或颐养肺气的音乐《阳春白雪》；多听轻音乐《紫竹调》可达到养护心神的目的。

对于失眠的患者，睡前可以听些舒缓的促进入睡的音乐如《平湖秋月》《梦幻曲》《仲夏夜之梦》等，或听一些养肾的古琴曲《梅花三弄》等。

（三）个体化治疗

引导患者交谈，避免伤害性语言，多用安慰、鼓励性语言，承诺为患者保密。通过交流，根据每位患者的个性特点及其对疾病的认识，帮助其正确认识围绝经期这一生理阶段的心身变化，适应自身生理、心理变化等，提高自我调节和自我控制能力，必要时请家庭成员参与治疗，并及时鼓励表扬患者。

（四）养生的其他方法

对于围绝经期综合征的治疗，运用针刺、耳穴、灸法、按摩、药浴、药膳、运动等养生方法，单独使用一种或多种治疗方法联合使用都有比较好的效果。这里简要介绍自我按摩，通过自我按摩，舒缓情绪，可以缓解烦躁、焦虑、头痛、乏力、腰背酸痛、便秘等围绝经期综合征的症状。

1. 双手十指端自前额发迹从前向枕后梳理10～20次；采用扫散法在头部颞侧胆经循行处操作2分钟左右。

2. 两手拇指对印堂、太阳、百会、风池、安眠等穴，各按揉2分钟左右。

3. 一手拇指按揉腹部的关元、气海、期门等穴，各按揉2分钟左右。

4. 选择内关、合谷、阳陵泉、足三里、三阴交、太冲、申脉、昆仑等穴位，各按揉1分钟。

第十章
生殖系统疾病的情志养生与保健

第一节　男性性功能障碍

男性性功能障碍是性活动出现障碍的男科疾病的统称，表现为患者在性功能和性满足上能力不足，包括性功能减退、性欲异常、勃起障碍、早泄、遗精、不射精和逆行射精等症状。男性的性活动是一个涉及多种条件反射和非条件反射的生理过程，包括性欲、阴茎勃起、插入性性行为、射精和性满足这5个环节，任何一个环节出现障碍即为性功能障碍。

此类疾病会影响到患者的正常生活，尤其是心理健康，必须及时治疗，以改善患者的性活动和生存质量。

男性性功能障碍的治疗主要包括心理治疗、纠正危险因素、药物治疗、手术治疗、对症治疗和人工授精等，有原发病的积极治疗原发病。

一、病因病机探讨

早在《马王堆医书》中就有关于阳痿的记载。在《黄帝内经》中称为"阴痿""阴器不用""筋痿"。在《诸病源候论》《丹溪手镜》等医书中均有论述。阳痿病名首见于明代《慎斋遗书》。

阳强，又称"强中"，即西医学的阴茎异常勃起。《灵枢·经筋》记载"足厥阴之筋……伤于热则纵挺不收。"隋代巢元方《诸病源候论·消渴病诸侯·强中候》记载"强中病者，茎长兴盛不痿，精液自出是也。"在清代李用粹《证治汇补》、陈世铎《石室秘录》、日本医家丹波元坚的《杂病广要》中均有记载。

早泄症状在清代沈金鳌《沈氏尊生书》中有记载："未交即泄，或乍交即泄。"陈世铎《辨证录·种嗣门》和《石室秘录》、叶天士《秘本种子金丹》等医书均有记载。

精闭包括西医学范畴中的不射精、逆行射精。《诸病源候论·虚劳无子候》言："泄精，精不射出，但聚于阴头，亦无子。"

二、常见证型与处方

（一）肾阳虚

临床表现：阳痿不起，或举而不坚，性欲淡漠，未交即泄，或乍交即泄，精神萎靡，畏寒肢冷，腰膝酸软或疼痛。少腹冷，小便次数增多，夜尿频多，大便稀，舌质淡胖，苔白，脉沉细无力。

治　法：温补命火，益阴助阳。方剂选用右归丸加减、五子衍宗丸加减、赞育丹加减等。也可选用中成药强肾片、五子衍宗丸、金匮肾气丸、右归丸、金锁固精丸等。

（二）肾阴亏虚

临床表现：举而不坚，坚而不硬，动则早泄，疲乏无力，腰膝酸软。头晕健忘，遗精或早泄，口干，五心烦热，潮热盗汗，舌质淡，苔白，脉细无力。

治　法：滋阴降火，补肾涩精。方剂选用左归丸加减、大补阴丸加减、二地鳖甲煎等。也可选用中成药六味地黄丸、知柏地黄丸、大补阴丸、白令片等。

（三）肝气郁结

临床表现：举而不坚或不举，性欲淡漠；胸闷不舒，善太息，胁肋胀满或窜痛，情绪不定，急躁易怒，咽干口苦，舌红苔薄白或薄黄，脉弦或细弦。

治　法：疏肝解郁，理气兴阳。方剂选用四逆散加减、柴胡疏肝散加减、达郁汤加减等。也可选用中成药逍遥丸、丹栀逍遥丸、柴胡舒肝丸等。

（四）心脾两虚

临床表现：性欲减退或淡漠，举而不坚，动则早泄，面色不华，神疲乏力，心悸怔忡，失眠多梦，气短，精神不振，食欲差，大便稀，舌淡苔薄白，脉细无力。

治　　法：健脾养心，益肾振阳。方剂选用归脾汤加减等。也可选用中成药归脾丸、四物丸、天王补心丹等。

（五）湿热蕴结

临床表现：阳事不举，或举而不坚，动则早泄，阴部潮湿臊臭，两腿酸重，体困乏力，小便短赤，舌红苔黄腻，脉滑数或沉滑。

治　　法：清热利湿，化瘀通络。方剂选用柴胡胜湿汤加减等。也可选用中成药龙金通淋胶囊、龙胆泻肝丸。

（六）心肾不交

临床表现：阴茎易举，举则易泄，心悸心烦，失眠多梦，腰背酸痛，头晕目眩，耳鸣，舌红少苔，脉细数。

治　　法：交通心肾。方剂选用黄连阿胶汤加减等。也可选用中成药天王补心丹等。

（七）瘀血阻络

临床表现：临举不坚，精神抑郁，会阴胀痛，或少腹抽痛，面色黯滞无华，舌黯边有瘀点，脉沉细涩。

治　　法：活血化瘀通络。方剂选用血府逐瘀汤加减等。也可选用中成药血府逐瘀胶囊等。

此外，还可见心虚胆怯、惊恐伤肾、痰湿内盛、脾肾气虚、气血两虚等证型，需要在中医师的指导下用药。临床上中药联合针刺、艾灸、中药外洗、按摩、功法、中西医结合治疗、心理治疗等较多。

三、中西医对男性性功能障碍患者心理问题的认识

（一）西医对男性性功能障碍患者心理问题的认识

精神心理因素在男性性功能障碍的发生、发展过程中都非常重要，不仅是直接或间接的致病因素，也是疾病过程中继发或伴随的现象。男性性功能障碍多发于性格脆弱、易受外界事物影响而产生焦虑抑郁者，对外环境中的性问题

过于关注者。男性性功能障碍患者的心理特点包括害羞、隐瞒病情、忧郁悲观、焦虑恐惧、敏感多疑等。

心理治疗是各种男性性功能障碍的首要治疗方法，具体包括：为患者保密，取得患者的信任；性健康教育，解除思想顾虑，协调夫妻性生活关系；他人暗示法；自我暗示法；减少性刺激，多参加集体活动；性感集中疗法、音乐疗法等。

（二）中医对男性性功能障碍患者心理问题的认识

男性性功能障碍与肝、肾、心、脾四脏关系最为密切，与精气神、气血津液等密切相关。《灵枢·经脉》言："肝足厥阴之脉……循股阴，入毛中，过阴器，抵少腹……足厥阴之筋……上循阴股，结于阴器。足厥阴之别……循胫上睾，结于茎。"肝统前阴主阳事，肝主疏泄调情志，肝主藏血司血海，故性功能障碍与肝功能失常密切相关。

中医认为情志抑郁或突然的精神刺激或其他病邪侵扰均可引起肝郁气滞，肝失条达，疏泄失常，是阳痿、早泄、不射精症等发病的始动因素。肝疏泄不及易发不射精；肝疏泄太过易发为阳痿、早泄。并且性功能障碍患者常存在性功能障碍与情志抑郁互为因果的情况。

《素问·痿论》指出："宗筋弛纵，发为筋痿。"清代高士宗在《素问直解》中注："思想无穷所愿不得，则怫郁于内，肝气伤矣。意淫于外者，其意淫纵于外，不静存也。入房太甚宗筋弛缓，房劳过度，阴器衰弱也。"肝失疏泄，气血紊乱运行不畅，宗筋失养；或影响到脾，中焦无以化精，致宗筋失养；肝肾同源，思虑忧郁，肝血暗耗，伤及肾精，导致肝肾亏虚；肝胆相表里，惊恐伤肾；湿热客于肝经或湿热内阻中焦，郁蒸肝胆，下注宗筋，发为阳痿。寒滞肝脉，寒滞血凝，宗筋收引，阳事不举；肝气不行，无以帅血，导致瘀血；湿热伤津，黏滞为瘀血；气虚失运血停、血虚失润涩滞、阴虚血稠黏滞均可导致瘀血；慢性病患者久病致瘀，瘀血阻络，发为阳痿。

肾、肝、心三脏生理功能失调，是早泄发病的根本。早泄病位在肝，其制在心，其藏在肾，其动在肝。肝气郁滞、肝火旺盛、肝经湿热等引起肝主疏泄功能失常，气机郁滞，导致精液施泄失常，出现早泄。临床治以疏肝解郁以畅精之开阖。"肝气虚则恐"，惊恐伤肾，亦可出现早泄。纵情极欲导致心肾不交，君相火旺，扰动精室，亦可导致男性性功能障碍。

四、中医情志养生防治男性性功能障碍

（一）药语同疗

男性性功能障碍的治疗及时给予"药语同疗"，即多采用情志相胜疗法联合药物、针灸等综合治疗方法。情志相胜法，准确判断患者的心理状态，利用相克原理适当引导，如以恐胜喜、以悲胜怒、以怒胜思等。同时应避免大悲大喜等过度的情绪波动。

（二）疏导宣散

疏导宣散法，首先需要对阳痿早泄患者进行心理分析，发现并解决期望过切、性紧张等潜意识过程，重新建立正常的性生理、性心理状态。

其次，要求医生耐心地为患者进行心理疏导，以安慰的语言稳定患者情绪，以轻松的语言解释病情，以简明的方式讲明医理和治疗过程，以热情关怀、劝说的语言指导患者怡心养性，缓解惊恐、畏惧、焦虑等情绪，减少对性行为的干扰。以肯定、暗示的语言讲明男性性功能障碍的预后，以鼓励的语言帮助患者树立信心，鼓励患者积极配合治疗，促进患者的性功能康复。

最后，夫妻的谅解和配合非常重要。即使患者出现阳痿早泄的症状，也不必过于恐惧、焦虑，女方要避免责备、埋怨患者，而应主动关爱，理解患者，给予适当的安慰、鼓励其积极治疗，帮助患者消除不良的心理负担。

（三）中医顺情音乐疗法

肾，在音为羽。正羽调式能促进全身气机的潜降，具有保肾藏精等功效，可聆听《伏阳朗照》曲目，对于治疗男性性功能障碍如性欲低下、阳痿早泄等症有辅助效果。对于肝气郁结导致的性欲低下者，也可以多听正角调式的曲目《玄天暖风》。

（四）养生的其他方法

保持良好的生活方式、饮食习惯，保持心态平和，适度健康的性生活，有助于预防男性性功能障碍。

这里简要介绍自我按摩，通过自我按摩，可以舒缓情绪，提高男性性功能。

1. 用一手拇指按揉腹部的中脘、天枢、关元、气海、中极等穴位，各按揉2分钟左右。

2. 用一手拇指按揉背部肾俞、命门、八髎穴，各按揉2分钟左右。

3. 选择足三里、三阴交、申脉、昆仑、太溪、然谷、复溜、涌泉等穴位各按揉1分钟。

第二节　男性不育

男性不育症，是指夫妻双方未采取避孕措施，性生活有足够频度，一年内女方仍未受孕者。男性不育症是泌尿男科的常见病、多发病。其发病机制到目前为止尚未完全明确，病因也较为复杂。多年来临床上对本病的诊疗有诸多的困难。根据《世界卫生组织男性不育标准化检查和诊疗手册》，男性不育的确切诊断标准为：至少有12个月不避孕性生活史而仍未受孕，即一个男子与女性伴侣同居12个月以上，性生活正常，未避孕而没有使女方怀孕，排除女性问题者，可诊断为男性不育。

西医针对男性不育症的重要治疗方法有：①药物治疗，常用绒毛膜促性腺激素等。②手术治疗，对于精索静脉曲张者需行精索静脉高位结扎术，以促进睾丸的生精功能。③有生殖道炎症者可给予抗生素治疗，并可结合维生素E、维生素C和锌制剂以提高精子功能。④人工授精。

一、病因病机探讨

中医治疗疾病注重以人为本，通过望闻问切四诊全面了解患者的身体状况，综合判断疾病发生的病因病机，进而给予较为对证的治疗。在传统中医中，很早就已经有不育的相关记载，《周易》中已记载"不育"之名。《素问·上古天真论》记载："丈夫八岁，肾气实，发长齿更。二八，肾气盛，天癸至，精气溢泻，阴阳和，故能有子……今五脏皆衰，筋骨解堕，天癸尽矣，故发鬓白，身体重，行步不正，而无子耳。"中医学认为，"肾藏精，主生殖"，精由肾主藏，肾是与生育关系最密切的脏腑。而肾精主要包括先天之精与后天之精，先、后天之精互相作用进而产生生殖之精。生殖之精的成熟依赖于肾中精气的不断充养，只有肾气强盛，天癸至，再"阴阳和"，适时排泄，才能生育后代。肾气、天癸、脏腑功能是否互相协调，决定着男性生育力的强盛与否。

二、常见证型及处方

（一）肾阳虚衰

临床表现：性欲减退，阳痿早泄，精子数少、成活率低、活动力弱，或射精无力；伴腰酸腿软，疲乏无力，小便清长；舌质淡，苔薄白，脉沉细。

治　　法：温补肾阳，益肾填精。方剂选择金匮肾气丸合五子衍宗丸或羊睾丸加减。

（二）肾阴不足

临床表现：遗精滑泄，精液量少，精子数少，精子活动力弱，或精液黏稠不化，畸形精子较多；头晕耳鸣，手足心热；舌质红，少苔，脉沉细。

治　　法：滋补肾阴，益精养血。方剂选择左归丸合五子衍宗丸加减。若阴虚火旺者，宜滋阴降火，用知柏地黄丸加减。

（三）肝郁气滞

临床表现：性欲低下，阳痿不举，或性交时不能射精，精子稀少、活力下降；精神抑郁，两胁胀痛，嗳气泛酸；舌质暗，苔薄，脉沉细。

治　　法：疏肝解郁，温肾益精。方剂选择柴胡疏肝散合五子衍宗丸加减。

（四）湿热下注

临床表现：阳事不举或勃起不坚，精子数少或死精子较多；小腹急满，小便短赤；舌苔薄黄，脉弦滑。

治　　法：清热利湿。方剂选择程氏萆薢分清饮加减。

（五）气血两虚

临床表现：性欲减退，阳事不举，或精子数少、成活率低、活动力弱；神疲倦怠，面色无华，舌质淡，苔薄白，脉沉细无力。

治　　法：补益气血。方剂选择十全大补汤加减。

中医认为男性不育除了身体因素以外，精神心理因素亦可影响男性不育。因此，不育夫妇在接受药物治疗的同时，应当听取医师的意见，积极调整心态，放松身心。

三、中西医对不育症患者心理问题的认识

（一）西医对不育症患者心理问题的认识

大多数不育症患者在面临生育困难的同时，精神心理也遭受相当大的压力，并随时间加重，严重者可导致焦虑、抑郁等精神心理疾病的发生，这些问题不仅影响患者自身不育症的康复，也影响着社会的和谐。在中国传统保守文化的影响下，男性不育患者往往会感受到非常大的家庭和社会压力，并易产生心理健康问题。临床研究发现，不育患者和普通人群比较，性格偏于内向、固执、多疑、焦虑、神经质、罪疚感等，症状自评量表结果主要表现为强迫、人际关系敏感、抑郁、焦虑、恐惧、偏执等维度的因子分较高。这些负面情绪可使机体内分泌和免疫系统发生功能紊乱，加重性功能和生殖功能的障碍，造成精子数量下降，进一步加重心理负担。不育亦能影响夫妻关系，主要表现对现有的感情与性生活不满意，对婚姻生活的满意度下降等。

因此，在治疗不育患者的过程中，其精神心理问题亦应得到相当的重视。除了必要的药物治疗外，医师应指导患者养成健康的生活方式，不抽烟不喝酒，坚持体育锻炼；协调夫妻之间的关系，夫妻双方多增强情感交流，互相体谅；及早进行心理干预和心理咨询，充分倾诉和发泄不良情绪以调整心态，理顺情绪，消除心理障碍，增加受孕的机会；劳逸结合，合理安排工作和休息时间，维持良好的生活习惯，保持充足的睡眠和高质量的性生活；可以通过转移注意力来减轻对不育症的过度关注，如进行体育运动、旅游散心、培养业余爱好等。

（二）中医对不育症患者心理问题的认识

中医认为不育症首先与五脏中肾有直接的关系，其次是肝、肺、脾等脏腑。五脏各有五志，肾在志为恐，心在志为喜，肝在志为怒，脾在志为思，肺在志为悲。而人又有七情：喜、怒、忧、思、悲、恐、惊。五志太过伤五脏，七情太过亦伤五脏，七情与人体的健康有着密切的关系，只有保持正常的情志活动，人的生理功能才能正常运行。正如《灵枢·经脉》言："肝足厥阴之筋，其病……阴器不用。"并且《景岳全书》亦记载："凡思虑、焦劳、忧郁太过者多致阳痿。"临床研究发现，不育症患者多数有抑郁、思虑缓慢、意志活动减弱等心境出现，表现为情绪低落、自卑、不愿与人交流，甚至会出现焦虑不安、癔症等，

长期处于这样的心理环境下，患者还会表现出忧虑、恐惧、偏执等多种人格。

与不育症相关的情志主要为悲、恐。中医认为惊恐伤肾，肾在志为恐，如果人长期处于惧怕、恐惧、惊吓等心理状态下，必将影响其肾脏生理功能的正常运行，从而造成不育。悲伤肺，从五行理论的角度分析，肺属金，肾属水，金为水之母，故金可生水。悲伤、自卑、抑郁、情绪低落等因素围绕在人的周围时将直接影响肺脏的升发肃降，从而间接对肾脏正常生理功能造成影响。虚则补其母，因此，治疗不育症亦可从肺进行辨证论治。

四、中医情志养生防治男性不育症

（一）重视调养心神

男性不育症的患者需重视心神情志的改善，并协助以其他方法改善患者的状态，从而彻底治愈。《灵枢·九针十二原》中曰："粗守形，上守神。"其特别强调养神在情志养生中的重要性。神在整个人体中处于主导位置，其支配和控制人的各项生命活动。《素问·上古天真论》曰："虚邪贼风，避之有时，恬淡虚无，真气从之，精神内守，病安从来。"重视情志养生，保持恬淡虚无的心神状态才能养生防病。男性不育患者常表现为焦虑、抑郁、紧张等神经质倾向，因此，在使用药物治疗的同时，要对患者予以精神方面的支持，使患者能够充分认识自我，情感和思维得以发生变化，精神面貌焕然一新；让患者从消极心态变为积极心态，从悲观转向开朗，以良好的心态接受治疗，对病情的改善有极大的帮助。

（二）养神同时养生

在养神的同时，培养不育症患者健康的生活习惯也是十分必要。人体的生物钟与激素分泌密切相关，夜间人体分泌激素水平较低，若大脑皮质长期在夜间工作，则会在夜间分泌较多的激素，长此以往会导致生物钟混乱，出现失眠、日间萎靡不振等症状。有研究表明，有规律的起居睡眠有利于提高男性精子质量与活动度，高质量的睡眠对维系男性生殖健康有十分重要的作用。另外，一些不良嗜好如嗜烟、酗酒等，对男性生殖系统的影响也较大，可抑制精子活动、直接损害内分泌功能，造成性激素紊乱等。所以，男性不育症患者在注重调节精神情绪的同时，必须要养成规律睡眠、平衡饮食、戒烟忌酒、积极参加运动锻炼的良好生活习惯。

（三）给予倾听鼓励

男性不育症患者多伴有缺乏自信、抑郁、焦虑等心理问题。医者在相对安静的环境下，仔细倾听患者的叙述，尽量让患者打开心扉，畅所欲言，使其不良情绪得以宣泄。并在此基础上，医者要让患者充分了解自己的病情，并积极鼓励，使其增强自信，缓解焦虑，根据患者所表现出的身心症状，提出适合患者的生活建议。疾病的治疗是一个长期改善的过程，医者可以定期与患者进行交流，减轻患者的心理压力，也可以对患者进行适当的性知识科学教育，让患者以正确的观念理解人体的生理功能。一旦患者全面了解自身的身体状况，便会使紧张的心情放松下来，消除其紧张焦虑的心理，促进身体康复。

第三节　女性不孕

不孕症是指女性有正常性生活，未经避孕一年未妊娠者。未避孕而从未妊娠者称为原发性不孕。曾有过妊娠而后未避孕连续一年内不孕者称为继发性不孕。不孕症发病率因国家、民族和地区不同而存在差异。我国不孕症发病率为7%～10%。反复流产和异位妊娠而未获得活婴，目前也属于不孕症范围。

对于轻度不孕患者，或经检查没有器质性病变的患者，中医治疗具有很大的优势。通过中药、针灸、推拿等传统的中医治疗方法可以改善患者的体质，促进脏腑功能的正常运行，增强受孕概率。

一、病因病机探讨

中医学认为不孕症的病因多属于肾虚、肝气郁结、瘀滞胞宫、痰湿内阻。肾藏精，主生殖，素体肾气虚，不能摄精而导致不孕；肾阳亏损，命门火衰，生化失常，不能化生孕育之气；肾阴亏虚，真阴受损，冲任空虚而不能受孕。七情内伤，肝气郁结，气机不畅，精血不能正常输布，冲任失调，不能受孕。瘀血阻滞，胞宫脉络不通，阻碍精子与卵子结合，导致不孕。素体脾肾阳虚，运化失司，水湿内停，聚积于少腹，阻隔胞宫，不能受孕。不孕症病因病机复杂多变，临床应辨证求因，审因论治。

二、常见证型与处方

（一）肾虚证

1-肾气虚

临床表现： 婚久不孕，月经不调或停闭，经量或多或少，色黯；头晕耳
鸣，腰酸膝软，精神疲倦，小便清长；舌淡、苔薄，脉沉细，
两尺尤甚。

治　　法： 补肾益气，温养冲任。方剂选用毓麟珠加减。

2-肾阳虚

临床表现： 婚久不孕，月经迟发，或月经后推，或停闭不行，经色淡暗，
性欲淡漠，小腹冷，带下量多，清稀如水。或子宫发育不良；
头晕耳鸣，腰酸膝软，夜尿多；眼眶暗，面部暗斑，或环唇
暗；舌质淡暗，苔白，脉沉细尺弱。

治　　法： 温肾暖宫，调补冲任。方剂选用温胞饮或右归丸加减。

3-肾阴虚

临床表现： 婚久不孕，月经常提前，经量少或月经停闭，经色较鲜红，或
行经时间延长甚则崩中或漏下不止；形体消瘦，头晕耳鸣，腰
酸膝软，五心烦热，失眠多梦，眼花心悸，肌肤湿润，阴中干
涩；舌质稍红略干，苔少，脉细或细数。

治　　法： 滋肾养血，调补冲任。方剂选用养精种玉汤。

（二）肝气郁结

临床表现： 婚久不孕，月经或先或后，经量多少不一，经来腹痛；或经前
烦躁易怒，胸胁乳房胀痛，精神抑郁，善太息；舌暗红或舌边
有瘀斑，脉弦细。

治　　法： 疏肝解郁，理血调经。方剂选用开郁种玉汤或百灵调肝汤加减。

（三）瘀滞胞宫

临床表现： 婚久不孕，月经多推后或周期正常，经来腹痛，甚或呈进行性

加剧，经量多少不一，经色紫暗，有血块，块下痛减；有时经行不畅、淋沥难净，或经间出血，或肛门坠胀不适，性交痛；舌质紫黯或舌边有瘀点，苔薄白，脉弦或弦细涩。

治　　法：逐瘀荡胞，调经助孕。方剂选用少腹逐瘀汤或膈下逐瘀汤加减。

（四）痰湿内阻

临床表现：婚久不孕，多自青春期即形体肥胖，月经常推后、稀发，甚则停闭不行；带下量多，色白质黏无臭；头晕心悸，胸闷泛恶，面目虚浮或㿠白；舌淡胖，苔白腻，脉滑。

治　　法：燥湿化痰，行滞调经。方剂选用苍附导痰丸。

三、中西医对不孕症患者心理问题的认识

（一）西医对不孕症患者心理问题的认识

情绪是人对外界刺激所产生的心理反应。情绪作为机体反应的应激原，能够对神经-内分泌-免疫系统的调节产生影响。不良情绪会使机体功能逐渐下降，从而导致疾病的发生。西医学研究工作者普遍认为心理因素可以导致不孕的发生，与此同时，患者已知不孕后又会引起自身精神心理状态的变化，进而使受孕难度增大，形成恶性循环。

不孕患者的情绪受多方面的影响。在中国受封建思想重男轻女的影响，不孕造成的负面影响对女性的身心健康危害更大，会使女方胡思乱想，焦虑不安，心理负担加重，甚至出现失眠、心悸等一系列反应。不孕患者如果长期处于抑郁、焦虑不安的状态下，便可能会产生更加严重的人格，如恐惧、自卑、强迫、偏执、怀疑等，这些人格特征会使患者兴趣减少，人际交流冷漠，生活品质下降，加重患者不孕的情况。

（二）中医对不孕症患者心理问题的认识

中医认为："女子以肝为先天"，不孕患者的病因病机多与肝有关。肝主疏泄，喜条达而恶抑郁；肝为刚脏，体阴而用阳。肝的疏泄功能正常，则气机条畅，血脉通利，人的五脏六腑得气血以濡养。人受七情所伤，或喜、或怒、或忧、或思、或悲、或恐、或惊，皆可影响肝的疏泄功能，肝失疏泄，气机不利，升降运行逆乱，血脉运行不畅，就会引发疾病。于不孕患者而言，肝郁则

冲任二脉失调，月事不畅，排卵不和，不能摄精成孕。正如《妇科要旨·种子》曰："妇人无子，皆由经水不调，经水所以不调者，皆由内有七情之伤，外有六淫之感，或气血偏盛，阴阳相乘所致。"另外，肝受郁而气滞，气机不行，则体内水湿停滞，郁而化湿成痰，痰湿留滞胞宫易致不孕的发生。肾主闭藏，藏精气而不泄也；大怒则伤肝，相火妄动，肝之疏泄失职扰动精气溢泄，暗耗伤阴。朱丹溪云："妇人无子者，多由血少不能摄精，经水不调，不能成胎。"此外，由于情志异常，易使机体感触外邪，从而出现内乱外扰的情况，使胞宫脉络感邪而导致不孕。因此，不孕患者应保持自己心情舒畅、开朗，再配合中药治疗可以使本病彻底治愈。

四、中医情志养生防治不孕症

（一）情志的自我调节

情志的自我调节是相当重要的治疗不孕患者的治疗手段。在不孕患者的诊疗过程中，除运用相应的西医药物治疗外，亦当重视患者精神心理健康的恢复。医者可以教不孕患者一些简单的自我调整心理的方法。比如自我暗示法，当自己心情紧张，情绪不易控制的时候，可以运用自我暗示法，将注意力转移到另一件事物上，并时刻在心理默念提醒自己，坚持10分钟，如此反复练习，直到心情恢复平静；自我放松法，即通过放松自己的身体、四肢，让躯体带动心情慢慢恢复平静的方法。医者也可以与患者进行深入的交流，倾听患者的心理诉说，让患者充分发泄自己内心的坏情绪，然后疏导患者、引导患者从不良的情绪中勇敢地走出来。

（二）注重养神，节制情欲

《素问·上古天真论》云："是以志闲而少欲，心安而不惧，形劳而不倦，气从以顺，各从其欲，皆得所愿。"其重视恬淡虚无的精神状态，无欲无求的情志养生态度。张景岳曾解释："恬淡者，泊然不愿乎其外，虚无者，漠无所动于中也。所以真气无不从，精神无不守，又何病之足虑哉，此治之内道也。"神守于内，心神清静，则正气旺盛，外邪不侵，疾病不起。在生活上，要做到清心寡欲，不过多追求物质丰富，保持精神朴素的状态。

人有七情六欲，有各种不同的情志活动，这都是人的正常的生理活动，但如果不节制情志，则会对身体造成伤害。因此在情志养生中，应特别强调节制情欲，勿使纵欲太过。《素问·阴阳应象大论》曰："暴怒伤阴，暴喜伤阳，厥气上形，满脉去形，喜怒不节，寒暑过度，生乃不固。"《素问·疏五过论》言："暴乐暴苦，始乐后苦，皆伤精气。"明确指出了情志太过伤五脏，耗精气，强调要心境平和，情志调畅，不过喜过悲，保养心神。总之，顺应自然，节制情欲，作息规律，保持平和心态，才能防病治病，养神养生。

第十一章
皮肤科疾病的情志养生与保健

第一节　神经性皮炎

神经性皮炎，又名慢性单纯苔藓样变，是一种常见的慢性皮肤神经功能障碍综合征，青壮年多发，自觉阵发性瘙痒，常于局部刺激、精神烦躁时加剧，夜间明显。主要以阵发性的剧烈瘙痒和皮肤苔藓样变为临床表现特征，其皮损由圆形或多三角形的丘疹融合而成，皮损肥厚，越抓越痒，很快形成皮革化。

西医治疗的根本目的是止痒，以打破"瘙痒—搔抓"这一恶性循环。外用药物治疗可根据皮损类型、部位，合理选用药物种类和剂型，严重者可采取局部封闭治疗；可选用抗组胺药、钙剂等对症止痒，并配合维生素B族内服作为系统药物治疗。

一、病因病机探讨

中医称之为牛皮癣或摄领疮，因其病程缠绵顽固，又称顽癣。中医学认为，情志内伤、风邪外袭是本病的诱发因素，营血失和、经脉失疏是本病的病机特点。七情内伤，肝气郁滞，郁久化火，火热内生，伏于营血，熏蒸肌肤而发为神经性皮炎；风邪侵袭体表，郁于肌肤，郁久发热，致使营血失和，经脉失养而发病。本病以祛风利湿、解郁泻火、凉血清热、养血润燥为治则，根据患者临床表现，辨证选用中成药内服或外用。

二、常见证型与处方

（一）风湿热蕴

临床表现： 皮损呈淡褐色片状，粗糙肥厚，剧痒时作，夜间尤甚。舌质淡红，舌苔薄白或白腻，脉濡缓。

治　　法： 祛风利湿，清热止痒。常用药物如荆芥、防风、蝉衣、苦参、白鲜皮、黄芩、车前子、苍术等。也可选用中成药消风止痒颗粒、肤痒颗粒、荨麻疹丸、花蛇解痒胶囊、苦参胶囊等。

（二）肝郁化火

临床表现： 皮疹色红，伴心烦易怒或精神抑郁，失眠多梦、眩晕、心悸、口苦咽干。舌边尖红，舌苔薄白，脉弦数。

治　　法： 疏肝理气，清肝泻火。方剂选用丹栀逍遥散加减。也可选用中成药龙胆泻肝片、丹栀逍遥丸、当归龙荟丸。

（三）血虚风燥

临床表现： 多发于老年人及体质虚弱患者，皮损色淡或灰白，肥厚粗糙似牛皮，抓如枯木，常伴有心悸怔忡、气短乏力、妇女月经过多等。舌质淡，舌苔薄白，脉沉细。

治　　法： 养血润燥，息风止痒。方剂选用当归饮子或四物汤加减。也可选用中成药润燥止痒胶囊、乌蛇止痒丸、四物合剂。

三、中西医对神经性皮炎患者心理问题的认识

（一）西医对神经性皮炎患者心理问题的认识

研究显示，在神经性皮炎患者既往经历中，多有发病前一年内不同程度的不良事件刺激，例如来自家庭不可调和的矛盾、自身经济问题、社会工作学习环境压力等。都市生活节奏加快、生活成本增高让在大城市工作的人面临的压力越来越大，很多人需要常常加班、熬夜，他们普遍承受着巨大的心理压力，并且现代社会复杂的人际关系，致使人们多压抑自己的真实情感，常常导致情

绪不佳、神经紧绷，从而造成神经、内分泌失调，这就是越来越多的人患神经性皮炎的原因。

（二）中医对神经性皮炎病患者心理问题的认识

神经性皮炎是慢性的瘙痒性皮肤病。本病以内因为主，可由于七情内伤，心绪烦扰，内生心火而致心火拂于营血，血热生风，风盛则燥，致使肌肤失去濡养而发病。风热湿邪阻于肌肤，壅滞不去，凝结于肌肤，则皮肤粗糙肥厚，瘙痒明显。年老体弱之人，多因正气虚衰，气血不足，肌肤失于滋养而发病。此外也可因过食辛辣之品，导致湿热之邪郁积，郁久化火，耗损阴血，营血不足，血虚生风生燥而致皮肤失于濡养而发。对于本病的病因病机中医认为风盛则痒，湿邪易留滞，热盛则发，故多认为本病与风、湿、热邪为患有关。此外，本病呈阵发性瘙痒，且部位相对固定，虽具有风之来去无常、迅发迅消的特点，但不似风之流窜不定，发无常处，故与临床上皮肤受风邪的"风疹块"有本质区别。多因风热、湿热瘀阻皮肤，或肝郁化火，血虚风燥而致瘙痒。

四、中医情志养生防治神经性皮炎

（一）以情胜情法

以情胜情法，是一种独特的心理治疗方法。《素问·阴阳应象大论》与《难经·五运行人论》均指出："怒伤肝，悲胜怒；喜伤心，恐胜喜；思伤脾，怒胜思；忧伤肺，喜胜忧；恐伤肾，思胜恐。"由此可见"以情胜情"的基本方法就是运用自我意识采用一种情志活动，去战胜、控制因某种情志刺激而引起的疾病，从而达到痊愈的治疗方法。本病多因思虑、郁结而发，属于阴性的情绪变化，而愤怒的情绪属于阳性的情绪变化，可以起到忘思虑、解忧愁、消郁结的作用。故利用使患者发怒的心理疗法，常可治疗思虑过度而气结、忧愁不解、意志消沉等属于阴性的精神情志病变。

（二）心理咨询法

结合患者的临床心理状态，定期开展心理咨询，倾听他们的痛苦，给予心理支持。避免身心过劳，注意劳逸结合，保持心情舒畅，睡眠充足。同时向患者指明其利弊，取得患者的合作，建立治愈信心，使该病取得最佳疗效。

（三）宣泄疗法

该病患者多有极度的情绪压抑，该法旨在让患者将自己多年内心的积郁全部宣泄出来，疏导内心矛盾，平复被压抑的情绪。这种方法疗效较好。假如神经性皮炎患者为某事所困扰，可把苦恼讲给可信的、头脑冷静的人听，以取得支持和指正。

（四）调节情绪

要放松紧张情绪，保持乐观，防止感情过激，特别是不要出现忧郁、紧张、焦虑、激动，生活力求有规律，注意劳逸结合。

（五）开怀大笑

神经性皮炎患者要学会开怀大笑，因为心情好才是治疗神经性皮炎根本的好方法，如果一个患者因为神经性皮炎的症状奇丑无比影响了自己的心情，很容易造成病情加重。

（六）养生的其他方法

1-导引吐纳疗法

这是一种放松疗法。目的是通过有步骤、有节奏地调节身体各部位，结合默念"松"字的方法，逐渐使全身自然、轻松、舒适，以解除思想和身体的紧张状态，同时注意力逐步集中，排除杂念，安定心神，从而运行气血，协调脏腑，疏通经络，以助身体康复。

2-音乐疗法

神经性皮炎多因营血不足、血虚生风化燥所致。治疗上除选取柔和慰藉的宫调土性音乐外，还应配合徵调火性音乐，旨在健运中焦，以资生化之源。每日治疗1次，每次30分钟。

第二节　斑秃

斑秃是临床上常见的一种骤然发生的局限性、非瘢痕性的脱发性皮肤病。患者本身无自觉症状，严重者可进展成全秃和普秃。患者全身任何部位均可发生，多无自觉症状，偶有头皮轻度麻、痒感。发病区呈圆形或类圆形或不规则形，边界清楚，表面光滑，略有光泽，数目、大小不等。可发生于任何年龄，临床上以儿童和中青年较多见，其性别分布多无差异。病程可持续数月至数年，易复发。

随着斑秃的发病和患者年轻化趋势，以及对于生活质量要求的提高，斑秃的研究受到广泛重视。目前本病病因并不明确，所以临床施治困难。临床调查发现本病有外因和内因，有时还是多种因素共同作用所致。其中性格急躁易怒、脾气偏犟、争强好胜、心理压力大的人，容易出现斑秃；长时间看书、上网，或经常熬夜，引发严重疲劳，导致神经反射性地引起头皮血管功能失调也会引发脱发。其他因素如意外事故或失恋、婚变、疾病缠身、压力过大、营养失调、毛发失养等也会导致斑秃。

一、病因病机探讨

关于斑秃的记载，最早见于《黄帝内经》，称为"毛拔""发落""发坠"等，此后均有记载。中医认为本病多因精神紧张、焦虑、抑郁，或睡眠长期不足，导致情志失调，营养缺乏，血燥生风，气血阴阳亏虚，毛发失养所致。因斑秃患者表现为头发突然成片脱落，头皮光亮如有油，而有"油风"之称；又因其发作无任何症状，故又称为"鬼剃头"。《诸病源候论》称："人有风邪，在于头，在偏虚处，则发失落、肌肉枯死，或如钱大，或如指大，发不生，亦不痒，故谓之鬼舔头。"

二、常见证型与处方

（一）血热风燥

临床表现： 突然成片脱发，伴有头皮瘙痒，头部烘热；心烦易怒，急躁不安，苔薄，脉弦。

治　　法：凉血活血，清热息风。方剂选用牛黄上清丸合四物汤加减。

（二）肝郁血瘀

临床表现：病程较长，头发脱落前先有头痛或胸胁疼痛等症；伴夜多噩梦，烦热难眠，舌有瘀点、瘀斑，脉沉细。

治　　法：通窍活血。方剂选用桃红四物汤合逍遥散加减。

（三）气血两虚

临床表现：多见于病后、产后、疮后，脱发呈渐进性加重，范围逐渐扩大，头皮光亮松软，在脱发区可见散在参差不齐的残存发根；唇白，面色白，心悸，气短语微，头昏，嗜睡，倦怠无力；舌质淡红，苔薄白，脉细弱。

治　　法：补气养血。方剂选用八珍汤加减。

（四）肝肾不足

临床表现：多见于平素头发焦黄或花白，发病年龄多数在40岁以上，头发呈大片而均匀的脱落，严重时还会出现眉毛、腋毛、阴毛甚至汗毛的脱落；伴有面色苍白，肢冷畏寒，头晕耳鸣，腰膝酸软；舌质淡红有裂纹，苔少或无，脉沉细无力。

治　　法：滋肝益肾。方剂选用七宝美髯丹加减。

三、中西医对斑秃患者心理问题的认识

（一）西医对斑秃患者心理问题的认识

精神紧张与情绪因素对斑秃的影响作用重大，在突然的心理应激如严重的紧张、恐惧等情绪作用下，常可诱发斑秃。另外，不良个性倾向也可导致斑秃的发生。有研究表明，内倾个性的人发生斑秃的概率高于稳定型个性的人4倍；具有不稳定型个性的人发生斑秃的概率高于稳定型个性的人3倍；有心理社会因素的人发生斑秃的概率高于无心理社会因素的人3.33倍。具有刻板、固执、抑郁、多疑、敏感个性倾向的人，在受到严重精神刺激后易发生斑秃。斑秃患者的个性和心理社会因素在斑秃的发病过程中起重要作用。

社会生活事件使人体处于紧张压抑状态，对个性内倾或不稳定型的个体来说，这种紧张表现得更强，常常导致脑血管紧张强度增高，头部供血相对不足，头皮毛囊的营养供应不良，持续紧张的情绪可导致包括内分泌、代谢、免疫功能等异常改变，进而导致斑秃的发生。在严重精神刺激下发生斑秃后，斑秃又成为患者的心理刺激，加重病情，形成恶性循环。

（二）中医对斑秃患者心理问题的认识

中医认为斑秃可因情志抑郁，肝气郁结，或过分劳累，导致气滞血瘀，毛发失养引起；或因过食辛辣厚味，或情志抑郁化火，损耗阴血，血热生风，风热上窜于顶，毛发失于濡养而脱落；或因跌仆闪挫，瘀血阻络，清窍失养所致；或因气血两虚，肝肾不足，精不化血，血不养发，生发无源所致。

四、中医情志养生防治斑秃

（一）移精变气

《素问·移精变气论》说："古之治病，惟其移情变气。"斑秃的发生与抑郁、焦虑情志有着密切联系。《续名医类案》中说："矢志个逐之病，非排遣性情不可"，"虑投其所好以移之，则病自愈。"转移注意的方法中，针对不同的患者，可根据患者喜好采用琴棋书画、运动、旅游等进行施治，转移患者的注意力，使抑郁、焦虑的情绪尽快排解，达到移情的目的。

（二）心理疏导

针对斑秃患者焦虑、抑郁的情绪和对斑秃不正确的认知，医护人员应耐心详细地分析斑秃的发病原因，疏导患者对斑秃的误解，并告知不良精神因素对病情的负面作用。但是医护人员首先得取得患者的信任，同时要赋予耐心和同情心，语言要谨慎，针对不同患者的不同心理特点进行心理疏导。

在不同的情况下，无论是身体还是心理上，都可以被语言刺激影响，所以可以通过应用语言的影响，根据患者心理和情感的不同采取不同的语言交流方式，从而降低消极情绪对患者机体的影响，纠正异常情绪，从而使患者的心理压力得到减轻，增强面对疾病的信心，改善病情，提高生活质量。

（三）暗示法

暗示疗法其本质就是通过含蓄的方式对患者异常的心理状态进行干预，使患者在下意识中对医护工作者的信任进一步加深，甚至产生某种信念，从而使治疗能够更好实施，使疾病得到更好的治疗。《道枢·枕中》指出："瞑目内视，使心生火，想其疾之所在，以火攻之，疾则愈矣。"斑秃病情迁延难愈，在临床工作中治疗疗程也是长久复杂，常常使得患者信心不足。古云"疑心生暗鬼"，得了慢性难治性疾病的患者，会对自身的病情及对医生的治疗产生怀疑，甚至小病疑为大病，轻病疑为重病，从而影响疾病的痊愈。医护工作者可以通过解除患者的怀疑，消除患者的负面情绪，适当给予患者心理上的安慰进而协助诊疗，帮助患者康复。比如通过解疑的方式来治疗斑秃，其本质就是根据患者对于疾病的异常怀疑，使用科学的方式，解除患者的猜忌，从心理上给予患者暗示让患者对疾病的治愈充满信心，从而减轻患者的思想包袱，以恢复健康。

暗示法的目的是让医护工作者以坚定神情给予患者信心，并且可以提供治疗中有明显病情改善的病例作为鼓舞患者的现实案例，进一步增加患者对于疾病康复的信心。也可以结合患者病情选取合适药物解决部分症状，通过临床症状的缓解给与暗示，使患者自觉治疗有明显疗效，对于疾病的康复以及医护工作者的信任进一步提高。

（四）养生的其他方法

1-保证营养均衡

在日常生活中应适当食用富含铁元素和多种维生素的食物。有研究表明，铁元素的缺乏，会加重脱发，适当补充豆腐、扁豆、牡蛎、菠菜、葡萄干和瘦牛肉等富含铁元素的食物，可起到养发、护发的作用。同时保护头发、延缓衰老、预防脱发同样重要，可适当补充含蛋白质丰富的鱼类、大豆、鸡蛋、瘦肉等食物。

2-适当减肥

一些减肥中的女性为了达到快速减肥的目的节食，导致营养失衡，毛发缺少营养而脱落。其实头发的生长如同花草树木一样，需要充足的营养，才能长得健康苗壮。

3 - 适当减压

精神压力大，情绪状态波动较大，焦虑不安会导致脱发，情绪压力越大，脱发的情况越严重。每天充足的睡眠、睡前泡脚等习惯，有利于精神的养护，也有利于头发的养护。同时进行深呼吸、慢步等运动，有利于消除精神疲惫状态。

4 - 按摩头皮

经常按摩头皮，可改善头皮血液循环，调节皮脂分泌，营养毛发，使头发不易脱落。每天晨起和睡前，将双手十指插进发内，从前额经头顶到后脑揉搓头皮，每次2～4分钟。

5 - 食疗

斑秃患者须忌烟、酒及辛辣刺激食物，如葱、蒜、韭菜、姜、花椒、辣椒、桂皮等；忌油腻、燥热食物，如大肉、油炸食品。推荐的食疗方如下：

（1）桑椹柏叶膏。桑椹150g，侧柏叶30g，蜂蜜50g。水煎侧柏叶20分钟后去渣，再纳入桑椹，文火煎煮30分钟后去渣，加蜂蜜成膏。适用于斑秃属血热生风型，伴有头晕目眩、咽干者。

（2）双花饮。菊花10g，金银花10g，煎汤代茶，频饮。适用于斑秃属血热生风型，伴有目眩眼花、口干苦者。

（3）芝麻薏米粥。芝麻粉20g，薏苡仁20g，粳米50g，白糖适量。粳米，薏苡仁加清水500ml，白糖适量，煮为稀粥，取芝麻粉慢慢调匀于粥内，烧至锅中微滚即停火，盖紧焖3分钟后即可食。每天晨起空腹服及晚餐温热服食。适用于斑秃属肝肾精血不足、头晕目眩、腰膝酸软者。也可用于须发早白、肠枯便秘、皮肤干燥等。

第三节　慢性荨麻疹

荨麻疹是一种免疫系统异常引起的疾病，以发作性的瘙痒难忍的风团为主要表现，可自行消失。急性荨麻疹发作数日可自行消退，慢性荨麻疹病情迁延，反复发作。

慢性荨麻疹的治疗应尽早明确其诱发病因，了解患者病情变化，再针对诱因采取针对性的治疗措施，能够取得更好的疗效。慢性荨麻疹治疗主要包括药物治疗及非药物治疗。非药物治疗是经过对患者病史的采集，尤其是相关诱因，根据病因的不同采取不同的治疗方法，如避免与过敏原接触；寒性荨麻疹患者避免暴露皮肤等。药物治疗可以使用H1受体阻断剂、糖皮质激素、免疫抑制剂等。

一、病因病机探讨

慢性荨麻疹属中医"瘾疹"范畴。古籍中对荨麻疹的病因病机早有描述，《诸病源候论》描述为"解脱衣裳，风入腠理，与血气相搏，结聚起，相连成瘾疹，风气止在腠理，浮浅，其势微，故不肿不痛，但成瘾疹，瘙不痒耳"。可见荨麻疹的病因离不开"风"字，多因卫外不固、复感风邪而致。且风为"百病之长"，易兼夹寒、热、湿，蕴蒸肌肤，郁于肌表，正邪相搏而发病，病久耗气伤阴，气血亏虚，肝风内伏血分，外发于肌肤，而致慢性复发。中医治疗荨麻疹遵循实证者疏风清热、疏风散寒、清热利湿、凉血解毒祛邪，虚证者益气养血、固表扶虚的原则。

二、常见证型与处方

（一）风邪束表

临床表现：每于风吹而发，症见皮肤瘙痒，疹块时隐时现，色淡红或淡白。夹寒者，恶寒，舌苔薄白，脉浮缓；夹热者，发热，心烦口渴，皮肤有焮热感，舌质红，苔薄黄，脉数；夹湿者，疹有水疱，晚痒甚，伴头痛，纳呆，苔白滑，脉濡。

治　　法：疏风解肌，调和营卫。方剂选用消风散加减。

（二）血虚风燥

临床表现：本证型秋燥时易发，中老年人或体虚者易患。症见皮肤干燥，疹块反复发作，缠绵数月或数年，伴头晕乏力，心悸气短，面色少华，舌淡红，脉细。兼肾阴虚者伴腰膝酸软，五心烦热，舌淡红，少苔，脉细数。

治　　法：养血益气，滋阴润燥。方剂选用桃红四物汤合六味地黄丸加味。

（三）肝郁内热

临床表现：本证多见妇女，尤其更年期前后。症见皮肤瘙痒、干燥，每因情志抑郁而发，或于月经前数天出现风团，月经净而消失，可伴有胸胁胀闷，月经不调，肝火盛者见口干大苦，舌质红，苔黄，脉弦数；胃肠湿热者见腹痛、纳呆、便结、舌红，苔黄腻，脉滑数；心肺热者见胸闷气短，口舌生疮，舌尖红，苔黄，脉细数。

治　　法：疏肝理气，疏风清热。方剂选用丹栀逍遥散加减。

三、中西医对慢性荨麻疹患者心理问题的认识

（一）西医对慢性荨麻疹患者心理问题的认识

慢性荨麻疹患者在临床观察不到明显的致敏源，大多是由心理问题导致的。一些学者发现，在与患者谈话时，当把话题集中在其心理冲突方面时，患者的皮肤血管会明显扩张、充血，体温升高，发生与荨麻疹类似的生理反应，或当患者在精神分析的自由联想中出现攻击性情绪和语言时，可即刻出现荨麻疹。另一些学者发现，对该病患者在催眠状态下可用语言或物理暗示方法诱发出荨麻疹，证明情绪变化确可直接诱发荨麻疹。

对荨麻疹患者所做的心理测验和问卷调查显示，荨麻疹患者的人格特征主要有两类：一种是具有攻击性、竞争性和对上司有反抗情绪，对处境不满，容易出现暴发性对抗；另一种则被动顺从，多苛求自己，消极依赖性强。可见，不健全的人格和不平衡的情绪是荨麻疹的诱发因素。

（二）中医对慢性荨麻疹病患者心理问题的认识

慢性荨麻疹发作的重要诱因中情志因素最常见。临床上，紧张工作、忧思过度、情志抑郁等情况是慢性荨麻疹的常见诱因。《类证治裁》认为"诸病皆自肝来，以其……刚性难驯"，《黄帝内经》中认为"肝为将军之官，性喜条达而恶抑郁"，所以情志不畅常常容易产生肝气郁结。叶天士《临证指南医案》言："情志之郁由隐情曲意不伸，故气之升降开阖枢机不利。"肝气不舒，一方面造成气行不畅，气滞则使血行失常，引起气滞血瘀，使人体脏腑皮肤缺少濡养，导致各种皮肤病的发生；另一方面，肝气不舒，易引起肝气郁结，气

郁日久则易化火，火热迫血妄行，诱发内风，内外和合，以致血为风动，使身痒而发为"瘾疹"，是难治性慢性荨麻疹的根本病机。因此，想要治疗由情志因素引起的慢性荨麻疹，注重调理肝气，使肝气顺畅，正常地周流全身非常重要。《证治汇补》中说："郁病虽多，皆因气不周流，法当顺气为先。"因此，慢性荨麻疹患者中表现为肝郁气滞的，可以进行疏肝理气、疏风止痒的药物治疗，还可以配合心理辅导的非药物疗法，正如张景岳所言"以情病者，非情不解也"。

四、中医情志养生防治慢性荨麻疹

（一）情志相胜法

在中医七情理论与五行生克的指导下演化出情志相胜法，主要是对患者的情志状态进行干预，使患者身心同时得到治疗的方法。张从正在《儒门事亲》中提及"思可治恐、怒可治思、恐可治喜、喜可治悲、悲可治怒。"所以，对于血弱不华、忧思抑郁导致的慢性荨麻疹，在治疗时应用以喜胜忧的方法，多与患者沟通，尽量满足患者的精神要求。

（二）以理遣情法

以理遣情主要是应用患者自己的理智对其情感进行驾驭的治疗方法。具体方法是将疾病的预后、危害、病因等告知患者，让患者对自我病情有全面、深入的了解。让患者学会正确看待自身疾病，减少不良情感的产生，有利于疾病恢复。

（三）言语开导法

在治疗的过程中，医护人员应增进与患者之间的交流。以坦诚的心对待患者，尊重患者、理解患者，使患者打开心结，增加对医护工作人员的信任度。

第四节 口腔溃疡

口腔溃疡（口疮）是临床上最为常见的口腔疾病，多呈现为口腔黏膜上的表浅性溃疡，一般是米粒至黄豆大小的圆形或椭圆形溃疡，且溃疡面下凹伴有充血。口腔溃疡的临床特点表现为周期性、复发性以及自限性，颊、唇以及舌缘等部位是口腔溃疡的好发部位。由于该病的黏膜组织层中含有血管神经，当发生破溃时发病部位黏膜组织的血管神经受损，容易出现出血和疼痛等一系列临床表现。当饮食不节进食辛辣时，疼痛呈现为烧灼痛。由于该病易反复发作，因此临床又称为复发性口腔溃疡等。

一、病因病机探讨

西医尚未发现口腔溃疡明确的病因和发病机制，部分学者认为本病发生与机体的免疫功能低下、口腔菌群失调以及不健康的生活习惯如吸烟、酗酒等有着密不可分的关系。中医学认为口疮的病因分为内因和外因，内因多为实热及虚弱等；外在因素则多为感受触冒外邪、饮食不节等。内因、外因共同作用导致阴液亏虚，致使虚火上炎，熏灼口舌或是外感风热，致使风热袭脾、心脾积热上攻而致病。心开窍于舌，脾开窍于口，肾经循行口舌，阳明经络齿龈，因此口疮在临床上病位多在心、脾、胃、肾。

二、常见证型与处方

（一）阴虚型

临床表现：口腔肌膜呈点状溃烂，溃烂点多为2个左右，溃处无明显片状融合，周围肌膜绕以窄红晕，病情反复发作。平素阴虚、咽干口燥、腰酸、头晕、小便黄，大便干结。舌质红、苔薄黄、脉细数或弦细，症状多在劳累后及休息不足后加重。

治　　法：滋阴清热，清降虚火。方剂选用知柏地黄丸（汤）加减。

（二）脾虚型

临床表现：溃疡面2个左右，为不规则圆形，无明显充血。食欲欠佳，口淡无味、腹部胀满、大便稀溏、懒言气短，舌质淡胖，边有齿痕、苔薄白或白腻、脉沉迟细缓，手足冷。腹泻及劳累后症状加重。

治　　法：益气健脾，佐以清热。方剂选用四君子汤加减。

（三）肺胃实热

临床表现：多发于唇、舌面、齿龈等。溃疡面大，溃烂点多为黄白色。溃疡呈多数的中央凹陷且周围黏膜鲜红连接成片，并伴有明显的疼痛，疼痛性质以灼热感为主。每当进食辛辣及便秘后症状明显加重。可伴有低热、口干等症状。

治　　法：清热解毒，泄火通便。方剂选用竹叶石膏汤加减。

（四）冲任蕴热

临床表现：多发于女性且与女性患者的月经周期有密切关系。好发于经前期一周左右，经后症状有明显改善。有大小不等的红色疼痛溃疡面。每遇情志波动及性情激动时症状明显。舌红苔黄、脉弦或弦数。

治　　法：舒肝理气，调经清热。方剂选用柴胡疏肝散加减。

三、中西医对口腔溃疡患者心理问题的认识

（一）西医对口腔溃疡患者心理问题的认识

口腔溃疡是口腔黏膜病的一种，因个体差异而病因复杂，疾病严重程度并不危重，但其复发性对患者的身心健康产生严重危害。现公认的致病原因有三方面，分别是免疫、遗传和环境，具体包括精神神经体质、心理行为状态、生活工作和社会环境等，因不同诱因产生不同的免疫反应而出现特征性病损。

随着人们对情志影响因素的重视，情志与健康和疾病的关系越来越受到社会关注。人体情绪的反应是心理、行为、社会因素对机体影响的主要表现。情绪可分为正面和负面情绪，长期负面情绪的影响与心身疾病的发生密切相关，负面情绪刺激大脑皮质影响下丘脑的内分泌系统和自主神经系统；在应激情况下，情绪能激发下丘脑—垂体—肾上腺皮质轴和交感—肾上腺髓质轴，导致身体内各项激素水平变化而产生身心疾病。同时心理问题也影响着口腔溃疡的发生、发展、预后和复发的整个过程，因此重视口腔溃疡患者心理问题是防治口腔溃疡复发、加快病损愈合的重要方面。

（二）中医对口腔溃疡病患者心理问题的认识

在中医学观念中，口腔溃疡与五脏六腑密切相关，《灵枢·经脉》云："厥阴者肝脉也……而脉络于舌本也；手少阴之别……循经入于心中，系舌本；脾足太阴之脉……入腹属脾络胃，上膈，挟咽，连舌本，散舌下；手太阴之脉，起于中焦……还循胃口；足少阴之脉……循喉咙，挟舌本。"常见的口腔溃疡致病影响因素多为"火"，常夹痰夹湿，熏热炎上，腐肉成"糜"。口腔溃疡常有多种伴随症状。清·齐秉惠《齐氏医案·口疮》曰："口疮上焦实热，中焦虚寒，下焦阴火，各经传遍所致，当分辨阴阳虚实寒热而治之。"辨证论治当辨火之虚实，引火归元，使邪有出路。朱丹溪云："气有余便是火。""脏腑有余之气"皆可从化生火。情志异常与口腔溃疡发病具有关联性，提示情志异常是其诱发因素之一。

四、中医情志养生防治口腔溃疡

（一）情志相胜法

情志相胜疗法，源于《内经》，即《素问·五运行大论》所论："怒伤肝，悲胜怒，喜伤心，恐胜喜，思伤脾，怒胜思，忧伤肺，喜胜忧，恐伤肾，思胜恐。"后世医家张子和在《儒门事亲》中具体指出："悲可以治怒，以怆恻苦楚之言感之。喜可以治悲，以谑浪喜乐之言娱之。恐可以胜喜，以恐惧死亡之言怖之。怒可以治思，以污辱欺罔之言触之。思可以治恐，以虑彼思此之言夺之。"明代医家吴昆在《医方考·情志》中说："情志过极，非药可愈，须以情胜。"情志相胜疗法的基本精神，是有意识地利用一种情志去刺激某一脏腑的功能，改善所胜的情志过激导致身心疾病。在临床诊疗中，掌握好刺激的强度，采取有针对性的刺激方法，灵活巧妙地加以运用是取效的关键所在。

（二）音乐疗法

音乐治疗主要是通过艺术的感染力、音乐的物理特性影响人的生理节奏，对心理和生理均具有良好的调节作用；通过音响对人的听觉器官和听神经发挥作用，从而改善全身脏器的功能活动。音乐的声波，会产生同步的和谐共振，起到镇静、镇痛的身心治疗效果。还可以根据患者的职业、发病季节、发病的心理诱因来选择不同的音乐。例如，当患者感到口腔疼痛难忍时，可以选择止痛音乐处方,选择悠然轻快、清丽流畅的乐曲以止痛,如《春之歌》《小夜曲》《夜莺》《空山鸟语》等。

当患者表现出焦虑、紧张、郁闷等负面情绪时,及时发现患者负面情绪产生的原因,积极开导患者;鼓励患者参加有利于放松身心的户外娱乐活动,使患者保持心情愉快;详细向患者讲解关于口腔溃疡的相关知识,鼓励患者积极配合治疗,争取早日康复。

(三)养生的其他方法

在日常生活中,个体的下列因素与口腔溃疡发生密切相关,应尽量避免诱发因素,以预防口腔溃疡。①注意口腔卫生;②保证充足的睡眠时间,避免过度疲劳;③保持心情舒畅乐观开朗,避免焦虑;④营养均衡,清淡饮食,少食烧烤、腌制、辛辣食物;⑤生活规律,养成每天定时排便的习惯,防止便秘;⑥避免硬性或过烫食物损伤口腔黏膜。

另外,可使用含漱液进行漱口,注意避免含漱液接触眼睛,含漱后吐出不得咽下。在含漱时,含漱液应至少在口腔内保留2~5分钟,也可适当补充维生素和微量元素,遵循适量补充、不可过量的原则。

参考文献

[1] 王琦. 9种基本中医体质类型的分类及其诊断表述依据 [J]. 北京中医药大学学报, 2005 (4): 1-8.

[2] 翟秀丽, 俞益武, 吴媛媛, 等. 芳香疗法研究进展 [J]. 香料香精化妆品, 2011, 39 (6): 45-50.

[3] 王庆其, 李孝刚. 裘沛然先生谈中华文化与养生之道 [J]. 上海中医药杂志, 2007, 41 (9): 1-3.

[4] 邵建民. 童心, 蚁食, 龟欲, 猴行——养生八字诀 [J]. 大众医学, 2007 (5): 62.

[5] 毛嘉陵. 朱良春健康长寿5秘诀 [J]. 健康生活, 2008 (8): 66.

[6] 邱志济, 邱江东, 邱江峰. 朱良春防病保健延缓衰老的养生观点发挥 [J]. 辽宁中医杂志, 2004, 31 (3): 179-180.

[7] 何任. 养生和民族音乐 [J]. 浙江中医学院学报, 1995, 19 (2): 10.

[8] 卢传坚, 林嬿钊, 丁邦晗, 等. 当代名老中医养生八法 [N]. 中国中医药报, 2014年1月3日: 第006版.

[9] 马作峰. 《黄帝内经》养生方法的层次观 [J]. 中国中医基础医学杂志, 2011, 7 (6): 599-600.

[10] 严世芸. 中医医家学说及学术思想史 [M]. 北京: 中国中医药出版社, 2005.

[11] 于东波, 张宏方, 于鹏龙, 等. 论情志致病的免疫学机理 [J]. 现代中医药, 2016, 36 (4): 59-61.

[12] 新科. 齐白石的养生艺术 [J]. 今日科苑, 2013 (18): 97-99.

[13] 高明周, 高冬梅, 刘欢, 等. 青春期经前期综合征/经前情感障碍症流行病学研究进展 [J]. 中华中医药杂志, 2016, 31 (4): 1361-1364.

[14] 李靖. 中药结合中医情志疗法治疗经前期综合征疗效观察 [J]. 心理月刊, 2018 (5): 12-13.

[15] 全国妇女月经生理常数协作组. 中国妇女月经生理常数的调查分析 [J].

中华妇产科杂志，2000，15（4）：219.

［16］中华中医药学会发布.中医妇科常见病诊疗指南［M］.北京：中国中医药出版社.2012.

［17］白冰.中医情志护理在痛经患者中的应用［J］.中国实用医药，2014，9（17）：213-214.

［18］中华医学会男科学分会.中国男科疾病诊断治疗指南与专家共识2016版［M］.北京：人民卫生出版社.2017.

［19］戚广崇.实用中医男科学［M］.上海：上海科学技术出版社.2018.

［20］郭军，王瑞.男性性功能障碍诊断与治疗［M］.北京：人民军医出版社，2012.